文成天縱

中醫古籍稀見稿抄本輯刊

ZHONGYI GUJI XIJIAN GAO-CHAOBEN JIKAN

李鴻濤 主編

①

广西师范大学出版社
GUANGXI NORMAL UNIVERSITY PRESS
·桂林·

圖書在版編目（CIP）數據

中醫古籍稀見稿抄本輯刊 ： 全 60 册 / 李鴻濤主編. -- 影印本. --桂林 ： 廣西師範大學出版社，2022.9

ISBN 978-7-5598-4595-5

Ⅰ. ①中… Ⅱ. ①李… Ⅲ. ①中國醫藥學－古籍－彙編 Ⅳ. ①R2-52

中國版本圖書館 CIP 數據核字（2022）第 005256 號

廣西師範大學出版社出版發行
（廣西桂林市五里店路 9 號　郵政編碼：541004
網址：http://www.bbtpress.com）
出版人：黄軒莊
全國新華書店經銷
三河弘翰印務有限公司印刷
（河北省三河市黄土莊鎮二百户村北　郵政編碼：065200）
開本：787 mm × 1 092 mm　1/16
印張：2096　　　字數：33 536 千
2022 年 9 月第 1 版　　　2022 年 9 月第 1 次印刷
定價：54000.00 元（全 60 册）

《中醫古籍稀見稿抄本輯刊》編委會

序

在中醫學發展史上，中醫學各學科、各領域成長着數千名名醫名家，他們總結前人的學術理論修養與豐富的臨床經驗，撰著醫學書籍。據《中國中醫古籍總目》記載，一九四九年以前存世醫著已達一萬三千四百五十五種，真可謂浩如烟海，確係一個偉大的寶庫。這個偉大的寶庫是傳遞中醫知識和學術思想的重要載體，尤其是中醫古籍中的稿抄本文獻，因出自撰者、抄輯者或批閲者之手，大多具備原始資料的性質。因歷史時代和個人認識的局限性，這些珍貴的資料往往又被束之高閣、秘而不宣，家傳珍本更是難於一睹。

從現有中醫古籍書目著録情況來看，中醫古籍不僅數量較多，而且具有重要的學術價值，應當予以重視和研究。但是，由於中醫古籍存世的狀況複雜，其中多有真僞難辨，或者編纂、抄録、輯録水準良莠不齊等情形，從而限制了中醫古籍的有效利用，使得一些寶貴的學術經驗淹没於浩瀚的文字海洋當中而難於發掘。本書以『中醫古籍稀見稿抄本』爲專題，通過調研考察、發掘遴選，整理出版其中的精品文獻，我認爲這對於中醫學術的傳承與弘揚大有裨益。

本書主編李鴻濤同志，是我院中醫文獻學名家余瀛鰲教授和中醫古籍目録學名家薛清禄教授的高足，多年來以中醫古籍整理和名醫學術思想研究爲主要科研方向，在中醫古籍資源發掘整理、保護與利用方面所取得的成果頗豐。我在翻閲他主編的《中醫古籍稀見稿抄本輯刊》選目和部分書稿後，深感此書前期編纂工作的扎實，在選書標準制訂、書目文獻調研、文獻編目整理和研究的基礎上，能够做到選材豐富、學科齊備、可讀性强，其學術内涵和參考價值自不待言。此外，本書之影印出版又可爲讀者呈現古人編纂、書寫、創作的原貌，使讀者在研究之餘還可領略抄輯者的書風，故本書亦具有一定的藝術欣賞價值。

書成之際，謹撰此序以示祝賀。

中國中醫科學院　李經緯

二〇一八年十一月二十日

序

世所共知，歷代中醫藥典籍文獻是醫道傳承發展的主要載體，但易被忽視的是那些由於多種原因未能刊印的手抄醫稿（包括醫案、單秘驗方、臨床集驗等），特别是歷代某些醫家的珍藏本，包括家傳的秘而不宣的珍本，當予以特别重視，亟待擇優刊行。

中國中醫科學院圖書館古籍室主任李鴻濤同志多年來以中醫古籍資源普查、保護和整理爲主要研究方向，曾主編出版多部古籍整理專題醫籍，并通過調查研究，從海内外各大圖書館及私人藏書中，篩選歷代刻本、抄本、名醫手稿、珍籍秘方等稀見醫籍，予以整理研究出版，在保護與搶救珍稀古醫籍方面貢獻出諸多成果。此外，他還參與了《中國近代中醫書刊聯合目録》《孤本醫籍叙録集》等中醫古籍目録學著作的編撰。

從李鴻濤同志主編的《中醫古籍稀見稿抄本輯刊》的選目情况來看，此書立足於中醫古籍珍稀稿本和抄本的整理，有良好的調研基礎，其中多爲家傳秘驗本，也包括一些名醫名家（如陸潤庠、陳澧、陳修園、楊希閔、高學山、姚覲元、何其偉等）的稿本和批校本。此書遴選出版的稿抄本中醫古籍，涉及中醫學各個學科類别，具有版本珍稀、學術性强、文獻價值及實用價值高等特點。

本書的整理出版，保護和傳承了因編繪刊刻困難而塵封已久、難以面世的中醫古籍珍籍秘典，并在整理研究的基礎上撰寫内容提要，揭示學術精華，故本書可作爲中醫臨床、科研、教學人員的重要參考書籍，也可體現近年來中醫古籍保護與利用工作的豐碩成果，具有重要的閲習價值。

時值此書交付出版，聊以上述芻言向讀者薦閲。

全國古籍整理出版規劃領導小組成員

首届全國名中醫　余瀛鰲

二〇一八年十一月十五日

前言

中醫古籍承載着大量防病治病的理論與經驗，是臨床實踐取之不盡、用之不竭的寶庫。但令人痛心的是，這些珍貴的科技與文化遺産迭經水火、兵燹等各種因素的侵蝕與損壞，存世狀況令人擔憂。通過中醫古籍資源普查工作，我們發現存世的中醫古籍將近半數已經淪爲孤本，孤本當中稿本、抄本約占百分之八十以上。因此，我們亟需開展中醫古籍稀見稿抄本的搶救、保護與整理工作。

一、現狀分析

（一）中醫古籍稿抄本數量多、内容豐富，亟待發掘利用。

據《中國中醫古籍總目》統計，中醫古籍中稿本、抄本、寫本、繪本有五千七百五十四種，未經刊刻的有三千九百七十三種，已屬孤本的有三千六百四十七種。中醫稿抄本文獻内容涉及中醫古籍的所有類目，但以『傷寒金匱』等經典和臨證各科、醫案類著作居多，占中醫古籍品種總數的百分之九十以上。這些中醫古籍稿抄本中保存了大量的知識、技術和獨特療法，如不及時整理出版，極有可能在自然條件下損毁佚失。

（二）中醫古籍稿抄本編撰情況複雜，整理難度較大。

中醫古籍稿抄本大多是記録心得、輯抄備考或家傳自珍之作，其編纂體例和輯録内容較爲靈活，獨出機杼、妙筆天成者有之，全抄、節抄、類抄，甚至斷章取義者亦有之。另外，此類文獻最初不爲出版刊行，故行文、書寫大多比較隨意，許多稿本的墨迹更是龍飛鳳舞，難以辨識。還有，抄輯者引述他書時，并未很嚴謹地將個人的心得體會與前人的創作成果相區分，古今雜糅、他我不分、張冠李戴者亦不乏其例。以上這些實際情況，給中醫古籍稿抄本的整理和研究造成了相當大的困難。中醫古籍稿抄本研究依賴於中醫文獻學、目録學、醫學史等領域的研究成果，對於研究者的自身素質有其特定的要求，需要研究者翻閲和比對衆多目録或文獻，才能做出判斷，這也是中醫古籍稿抄本研究難度大、整理水準落後於刊本的重要原因之一。

（三）中醫古籍稿抄本評估不足，系統整理進展緩慢。

存世的大量中醫古籍稿抄本，良莠不齊，但亦不乏精品。如名家精抄精校稿本具有文物價值和藝術價值，家傳或限於財力未能刊刻的秘本以及臨診脉案的底稿又具有重要的學術價值。這些珍稀的中醫古籍，缺乏系統調研與評估，故而尚未列入出版重點予以整理出版，導致此類古籍研究進展緩慢，存世狀况堪憂。

二、工作内容與方法

針對以上現狀，自二〇〇六年起，我們相繼開展了『中醫藥古籍珍籍秘典的搶救與整理』『中醫古籍與方志的文獻整理』『中醫古籍資源普查和《中醫古籍孤本大全》選編出版』等項目，陸續在國内外開展珍稀中醫古籍資源的普查工作，先後調研、評估完成了兩千餘種孤本醫籍的相關内容，并編撰了《中醫古籍孤本總目提要》。具有重要學術價值的中醫古籍稿抄本，是重點調研的方向之一。

（一）制訂評估和選書標準

根據中醫古籍稿抄本的特點，制訂整理和研究重點。在此基礎上，確定評估和遴選方法，用於指導具體工作的開展。

（二）書目調研

以《中國中醫古籍總目》爲綫索，對存世的各種孤本和不同傳本的中醫古籍稿抄本予以整理分類，形成《中醫古籍稀見稿抄本選目》。

（三）文獻調研

實地對《中醫古籍稀見稿抄本選目》當中中醫古籍的内容和書品進行考察研究，評估每部文獻在歷史文物性、學術資料性和藝術代表性方面的價值，確定搶救出版的具體古籍。

（四）文獻編目整理和研究

對入選的中醫古籍稿抄本認真研讀，分類編目；組織專家對書籍的内容特色、學術價值進行研究，撰寫提要。

三、本書特色

按照以上工作内容和基本方法，多年來在項目組同仁的努力和積纍下，將收集到的較有價值的部分中醫古籍稿抄本整理編目，形成本套《中醫古籍稀見稿抄本輯刊》，其基本特色有：

（一）收録從未刊刻的稿抄孤本

稿抄本古籍是中醫學術的重要載體，原因有二：一是古代刊刻出版書籍花費財力較多，而業醫者經濟收入并不甚高，往往無力出資將著作刊刻流傳。如李時珍的《本草綱目》，經過他十餘年輾轉多地的不懈努力，在金陵胡承龍的資助下，纔在他去世三年後方得面世而幸免失傳。似此者，不乏其例。二是醫籍在流傳過程中，雖有刻本刊印，但因在售賣、傳習過程中謄抄校改，傳本别出，甚至有些經過校勘的稿抄本，其價值又在刊本之上。本套叢書共輯爲六十册，選輯醫書一百三十二種。其中，孤本一百一十二種，約占全書的百分之八十五；一百二十二種從未以任何方式整理刊行，尤顯珍貴，如《辨難大成脉訣附摭餘録》《穴譜大全》《養心集》《壽命無窮》等。

（二）收録名醫名家手稿和批校本

歷代文人雅士喜讀醫書，甚至親自校勘編撰。他們博覽群書，編撰的醫書往往具備較爲獨特的視角，可反映出他們深湛的學術修養和治學方法。本書對於此類書籍，如陳澧、陳修園、楊希閔、高學山、何其偉等名家手稿也予以了重點收録。這些醫儒皆通的名家的墨迹，具有學術資料和藝術欣賞的雙重價值。

（三）收録世醫家學或家傳秘本

本書收録大量家學或家傳秘本。世醫家學世代相守，不斷傳承完善，因而效驗奇特、馳名久遠、聲聞卓著，令學人矚目。此類文獻大都具有謹守家技、秘不外傳的特徵，而承載這些獨門心法或秘方的古籍，年移代革，愈顯珍稀，因此就其學術價值而言，尤爲可貴，如《醫藥家棖》《嚴氏秘傳錦囊》《曹氏平遠樓秘方》《張横秋先生傷科秘方》《鄭氏女科八十三治》《定遠張明府傳跌打損傷丸方》等。

（四）收録具有校勘價值的傳抄本

歷代與刻本并行流傳的稿抄本，尤其是不同傳本體系的稿抄本在校勘學上具有重要的校勘價值。如清人趙學敏所編著的《本草綱目拾遺》，首都圖書館藏清代姚覲元校本。此本書品極佳，抄寫工整，有朱文批點及校語。儘管此書現存版本甚多，但是此本經過姚覲元精校精抄，故其版本校勘價值遠大於一般抄本及刊本。又如《世補齋醫書三易稿》，該書由清末狀元陸潤庠校對謄抄其父陸九芝的《世補齋醫書》，三易其稿乃成，對於通行的《世補齋醫書》具有重要的校勘價值。類似的還有《仁壽堂秘傳海底眼》《素問校勘記》等。

值此出版之際，謹向一直以來支持和指導本書選題、編纂的李經緯教授和余瀛鰲教授致以崇高的敬意！向給予大力支持的郭又陵總編和徐蜀總編，以及廣西師範大學出版社表示衷心的感謝！向關心和支持本書選編的兄弟單位和個人表示誠摯的謝意！

編　者

二〇二三年六月三十日

總目録

第一册

一、醫經基礎

第二册

二、診法

第三册

第四册

第五册

第六册

第七册

四、方書

第八册

第九册

第十册

第十一册

第十二册

五、傷寒金匱温病

第十三册

第十四册

第十五册

第十六册

第二十二册

第二十三册

六、臨證綜合

第二十四册

第二十五册

第二十六册

第二十七册

第二十八册

第二十九册

第三十册

第三十一册

第三十二册

七、臨證各科

（一）内科

第三十三册

（二）外科

第三十四册

第三十五册

第三十六册

（三）女科

第三十七册

第三十八册

第三十九册

（四）兒科

第四十册

（五）眼科

第四十一册

第四十二册

第四十三册

（九）祝由

八、醫案醫話醫論

第四十四册

第四十五册

第四十六册

第四十七册

第四十八册

第四十九册

第五十册

第五十一册

第五十二册

第五十三册

第五十四册

第五十五册

第五十六册

第五十七册

第五十八册

第五十九册

第六十册

九、養生

第一册目録

一、醫經基礎

一、醫經基礎

素問校勘記一卷

〔清〕馮一梅撰

稿本

素問校勘記一卷

本書爲校勘《黄帝内經素問》文字之作。馮一梅，字夢香，浙江慈溪人，清光緒二年（一八七六）舉人，從俞樾學。曾任浙江官書局總校，長於老莊、醫學經典校勘及研究。本書係馮氏以明代吴崑（字山甫，號鶴皋山人，安徽歙县人，明代著名醫家）之《黄帝内經素問吴注》、馬蒔（字仲化，又字玄臺，浙江會稽人，明代著名醫家，曾任太醫院院正）之《黄帝内經素問注證發微》和丁瓚（字點白，江蘇丹徒人，明代正德間官吏，兼通醫學）之《素問補抄》爲校勘本校勘《素問》文字的專書。本書之校勘文字，包括校記、考异和考證，以考异爲主。

馮一梅素問校勘記

後附吳越雜事詩及文稿

邪客篇 内捨於心脉 馬作心肺

五色篇 其色麤以沉夭者爲甚 又色麤不明沉夭为甚 馬本夭作夭

論勇篇 有虛風不病者矣 吳作言虛風者〻病〻矣 長衡直揚 馬衡作衝

候

素問校勘記卷一 上古天真論

幼而徇齊 史記

蓋萬物負陰而抱陽沖氣以為和 此於陰陽 ○老子

則苛疾不起 苛字疑誤

以欲竭其精 老子曰弱其志强其骨 河上公曰有欲者亡身

不知持滿 老子曰持而盈之不如其已

務快其心 老子曰甚愛必大費

起居無節 老子曰物壯則老謂之不道不道早已

虛邪賊風 明人虛○丁本明字殊華改作觸字引靈樞百病始生篇

清心而顧 老子曰知足不辱知止不殆可以長久

高下不相慕 老子曰禍莫大於不知足咎莫大於欲得故知足之足常足矣 故聖人云我無欲而民自樸

其心易從 老子曰不見可欲使心不亂 又曰聖人為腹不為目也

愚智賢不肖 其心一觀 吳本觀作視 丁顧本作觀

丈夫八歲 老陽之數極於六 顧本吳本皆作老陽之數極於十 今改正 趙府本亦作十

治於今 然至人淳朴之德 顧本吳本皆同 丁本作淳科之德誤

學不暇頓於倍 老子曰我獨異於是而貴求食於母 顧本吳本皆作毋 丁氏藏本亦同 今本老子作母 未知孰是

四氣調神論

逆之則傷心 痎瘦之瘧也 各本同

秋三月苐此夏長 顧吳同 丁本萬作万

收斂神氣 緩秋刑也 此下空十格 各本俱同 似此脫文

此秋氣之應 羣鳥蓋産 吳作君羣鳥產著 顧丁皆作羣鳥養著

冬為飧泄 各本同 今改正 據說文作餐 食 今字作飧 以飧為飧者俗也 下皆仿此

此冬氣之應 趙府本亦脫此廿三字 後脫此廿三字 次五日鵲始巢 蟄蟲育 野雞始雊 次大寒之氣 初五日雞始乳 O 各本 据林億等釋有熊古立切雉鳴則實相承本書未脫也

雲霧不精 亦不能交合也 丁亦作大

生氣通天論

黃帝曰夫自古 徐揚 各本並作楊誤

其生五 聖人之制萬物也 丁本作万

故聖人 久服天氣之氣 丁本久作故

陽氣者 則日不明 吳本日作目誤

因於溼 各本作濕誤今改正作溼下皆倣此 若溼物裹之 顧丁作裹誤

因於氣 正氣浸微 丁作侵微

小筋弛長 各本皆同 今改从弛下皆倣此

有傷於筋 於筋絡內傷 丁內作肉

粱粱也 顧本吳本丁本皆作梁粱也誤 今改正

之肥貴之人 膏粱之人 各本皆作梁

在淺積於玄府之痛字下 痛出之痛字上

勞汗當風 而痤於玄府 各本同 丁本硃筆改痤作瘡 候考正 据林億音釋有痤字則此字為痤無疑矣

陷脈為瘻 結於肉理 顧吳同 丁作內理誤

陽怫于中寒怫相特 此呈吳本 宋韓祗和傷寒微旨卷上傷寒源篇引此注作陽怫於中與寒相持故病溫 丁本作陽怫怫於中 特字硃筆改作持

又傷於穴 顧本作陽怫于中寒怫相特 說文怫鬱也 漢書鄒陽傳太后怫鬱泣血注蘊積也

陰之所生 五藏所生 丁本硃筆藏改作神 五味宜服 硃宜改作宜

味過於鹹 大骨氣勞 顧吳同 丁本作大骨氣勞 勞旁硃改正

道行年 精神長久 丁本久作以 藏氣法 各本法字下俱空一字非脫字

膏粱之作高粱 各本同上粱字似宜從米

金匱真言論

春善病鼽衄 說文鼽病寒鼻窒也从鼻九聲 月令民多鼽嚏 衄鼻出血也从血丑聲

按素衄疑衄字之誤

冬不按蹻 按奏蹻疑蹻字之誤

背為陽 肺為牝藏 丁本牝誤牡

腹為陰 故謂陰中之至陰也 丁本之誤者

其病發驚駭 林億新校正謂東方之病發驚駭 依方名開鬼而衍文 今案南方云

謂病在五藏中央之故病在舌本 西方之故病在背 北方之故病在谿 其之病

其音徵 萬二千九百七十四 注疏本及顧本俱同

其音商 新校正於角徵下擬引鄭康成而此處不引 空補入

其音羽

陰陽應象大論

寒傷形 則形氣為之被傷 顧本皆作形氣 故傷搃 丁本改 趙作形氣破傷

喜怒不節　喜怒不恒 各本皆如此 蓋避諱改也 趙作喜怒不常
帝曰余聞　則心包絡脈也 趙亦作絡 余本同
神在天為風　飛揚鼓拆 據下文握搖為萬物之本母注云八風鼓拆 諸本從同 別以作拆為是 今从之 吳本作折 顧丁皆作折 未知孰是 趙作拆 八風鼓拆趙亦作折 別以本則皆作拆 不如从拆為長也
在音為徵 正文宋本缺筆 徵謂火音 丁本缺筆 據照宋本諱避諱缺也 上天金匱真言論其音徵作 註但不缺筆 可知此是舊本之真
北方生寒　陰氣凝冽 各本皆作凝列 今改正 趙作冽
其在天為寒　凝慘冽 各本皆列 今改正 趙作冽
天地者　丁本缺其云載 顧吳本二皆作覆 是 趙亦作覆
陰陽之徵兆也　丁顧徵缺筆 吳本不缺
華甲 禁華徵落 髮斑白 吳本皆作班 今改正 靈樞天年篇作榮華頹落髮頗斑白
智者　放效 疑是仿效之誤 趙亦作放效
是以　嗞味 各本同 疑是滋味之誤 趙作滋味 今據改
陽之汗　相似也 趙亦作似 顧吳同 丁作相緣也誤

故治其賊 六經丁本作大化誤

病賊取之 顧吳丁皆同（劉作真氣） 惟丁本孫李改作病氣攻之 據下文因其衰而彰之

注云因病氣衰攻令邪去則真氣堅固似以攻字為是

其實 故下文 疑上氣字下似有四字

氣虛宜掣引之 注云掣讀為導 新校正云甲乙經掣作挽

宋世掣字祇時制切為誓本作摯或作挈一角仰也又一曰牛角豎 玉篇作犎

玉篇犎昌勢切一角仰也 正字通同 犎角 易睽卦六三其牛掣 釋文鄭作犎子夏同

說文觢一角仰也 爾雅釋畜角皆踊觢 注牛兩角豎者為觢

陰陽離合論

過核骨後 吳本同 注核骨素問鈔引靈樞經脈篇作過核骨後 張志聰云覈骨一作核骨 俗云

孤拐骨也 足跟後兩旁起骨為踝骨

太陰之前名曰陽明

循核內側白肉際 丁顧同 吳側作則誤

上腨內 顧吳丁同 靈樞經脈篇本皆作上踹內 滑氏素問鈔卷三經度篇引靈樞作上腨內 顧王注同 白音時完切

玉篇踹足跟也 淮南子人間訓踹足而怒 注踹足蹠足也 市兗切 說文腨腓腸也 廣韻腨腓腸也 正字通

俗曰腳肚 博雅腓腨也 靈樞云上踝五寸 說文腓脛腨也 廣韻腓腳腨腸也 博雅腓脛腓腸也

正字通腿後肉腓腸也 易咸卦六二咸其腓 注腓足之腓腸也 莊子天下篇腓無胈脛無毛 說文脛腓腸也

循胻骨之後 靈樞馬本吳本及滑氏所引皆作循脛骨後 說文胻脛耑也 脛胻也 前漢趙充國傳手

聞者腳脛寒濕 注脛膝以下骨也 釋名脛莖也直而長似物莖也 詩小雅赤芾在股 傳脛本曰股 史記歆其

或為係付脛本於股不折也頑 ○說文踝足踵也 釋名足後曰跟

下膝三寸 靈樞無本字作下廉三寸 帳湯氏所引作下膝三寸與今本王注同

陽明根起於厲兌 注厲兌穴名在足大指次指之端 今按靈樞胃足陽明之脈起于鼻交頞中云云 其支者別跗上入大指間出其端 是靈樞謂陽明起於鼻交頞中 厲兌而素問以為所起之處 殊異實同也

厥陰之表名曰少陽

起於足大指聚毛之際 素本同 靈樞無本聚毛皆作叢毛 帳湯引作叢

循足跗上出於大指之端 按靈樞云循足跗上入小指次指之間 其支者別跗上入大指循歧骨內出其端還貫入爪甲出三毛

少陽根起於竅陰 竅陰穴名在足小指次指之端 按靈樞膽足少陽之脈起于目銳眥云云 入小指次指之間 是靈樞謂少陽起于目銳眥至竅陰而終也

少陰之上名曰太陽 邪趣足心 靈樞馬註本作邪趨足心 吳校本作邪走足心 帳湯氏書內鈔註氏

讀者內鈔所引靈樞皆無名本王注同

靈樞五音篇腎藏志 此按引楊云腎有兩枚右為命門藏精

三部九候論以為手足 按校引全元起皆為命門

此段為靈樞根結篇

太陽根起於至陰結於命門 注至陰穴名在足小指外側 命門者藏精光照之所

則兩目也 按靈樞膀胱足太陽之脈起于目內眥云云 至循京骨至小指外側 是靈樞謂起於目而終於至陰也 據命門在兩目間而膀胱脈循脊播腦中入循膂絡腎 與其循脊而下自命門而後也

太陽爲開 新校正云九靈太陽爲開 顧本古本皆作九墟太陽爲關 吳本作九墟太陽爲闔

案林校此以下所引皆靈樞根結篇文 考靈樞原名隋書經籍志謂之九靈 王冰始改名靈樞 則九墟又九靈之後名

但吳林校仍用舊名故也 太陽爲闔 考根結篇原文各本俱作太陽爲開 與素問經文相合 今亦據以

改正 此節宜與甲乙經互校更良

又新校正云 闔折則肉節瀆緩而暴病起矣 各本皆同 今亦據靈樞根結篇原文改正

又按靈樞根結篇原文與林校不同 均須録入爲好

太陰之後名曰少陰 循腨骨後 各本皆作循腨骨後 案腨牛脊骨也 且兼古各據上文太

陰之前注文明作循腨骨之後 腨當即脛骨也 亦各本靈樞皆作循脛骨後 皆不如據以改正

邪趣足心 亦靈樞各本文異義同 校已見上 趣此原趨作趨

出於然骨之下 靈樞名本及汪氏讀素問鈔所引皆作出於然谷之下 案然谷穴名在內踝前

一寸 無其義可考 作骨作谷未知孰是 惟讀素問鈔所引靈樞皆作出於然骨之下 張古本靈樞作

然骨 殆存以待知者

同上腨內 靈樞馬吳本及讀素問鈔所引靈樞皆作以上踹內 汪注據讀素問鈔 及王注 顧吳丁各本

少陰之前名曰厥陰 上腨內廉 靈樞馬本張本及讀引皆作上踹內 循內踝之後別入跟中 出膕內廉 汪注所

引作上腨內出膕內廉 案廣韻腨 腳腨也 古換切 正字通 膕 膝後曲節中也 括云上腨內出膕內廉 是由 循內踝之後別入跟中

足跟而上脛後肉腓腸內出於膝後曲節中也 月考作腨 腨爲是 若踹乃足 則足跟上也 故云別入跟中 而得上出 腨爲脛後肉腓腸

上腨內矣 且從足跟又安得即出於膕內耶 並見王注所引作腨之確 但王注刪卻別入跟中及出膕內數字

非大率有靈樞之原本在 得以互證而知之

厥陰根起於大敦　大敦穴名在足大指之端三毛之中也　按靈樞云足厥陰之脈起於大指聚毛之上　楊注云足大指爪甲後爲三毛三毛後横紋爲聚毛　由此之大敦穴則大敦穴當在三毛聚毛之間

太陰爲開　林校云按九墟(靈)云開折則倉廩無所輸膈洞膈洞者取之太陰　絲本脫作按九墟云關折則倉廩無所輸隔洞者取之太陰曰開誤作關膈誤作隔且脫膈洞二字今皆據靈樞根結篇校改補正按足太陰脾德折則不能運化故爲膈證爲洞泄

厥陰爲闔　林校云闔折則氣弛而善悲　靈樞原文作闔折則氣絶而喜悲　文異義同　靈樞原文故不據

[illegible]

陰陽𩕻〻　林校別本𩕻作衝

陰陽別論

寸口一盛病在厥陰二盛病在少陰三盛病在太陰則一陰當是厥陰二陰當是少陰三陰當是太陰

據六節藏象論人迎一盛病在少陽二盛病在太陽三盛病在陽明則三陽當是陽明二陽當是太陽

曰三陽爲病　繞肩髃　靈樞舊本作繞肩胛　廣韻胛背胛古狎切　後漢張宗傳中弩貫胛

注背上兩髆間也　説文髆肩甲也　前漢武帝紀皇子髆爲昌邑王注晉灼曰髆許慎以爲肩髆字是

兩字文異義同

入膕中循腨　靈樞各本皆作合膕中以下貫踹內　蓋膕下爲腨相近而説文義旨以王注爲是

二陽一陰發病　肩胛　頞下同　是作肩髆　詳

惟[illegible]生　則爲他氣所乘　而失同　丁本所作序誤　[illegible]腸也　趙作脈[illegible]反

是[illegible]本剛　則陽氣自散　丁本作陽氣日散　[illegible]音上反　趙本有[illegible]　應[illegible]注[illegible]上

三陽絡　愽[illegible]語　博[illegible]博　趙本多一字　玉篇胃腸[illegible]也　正類胃腸心脾之間

故腸寒而不便　[illegible]趙無　丁同　[illegible]名腸寒也　[illegible]上下便[illegible]不相亂也

娠衝[illegible]行　[illegible]　[illegible]

在地爲火　[illegible]　兩誤兩　炎上　爲赤　火之[illegible]也　[illegible]音汗　其[illegible]若[illegible]　趙本有[illegible]

嗟　伊昔切　各本考作若　據趙改　[illegible]　[illegible]

音[illegible]　艷誤艷　[illegible]誤[illegible]　[illegible]　[illegible]　趙作[illegible]

靈蘭秘典論　以類　宣[illegible]令　趙數作脈　然其淵[illegible]　趙作源　[illegible]知[illegible]　趙知下有其字

[illegible]　[illegible]　[illegible]下趙有害二字　首下趙有字字　生於毫釐　趙作[illegible]

膝[illegible]　閔隱不適　丁誤同　吳本作悶誤

悗惋　李曰悗之[illegible]　[illegible]有物　[illegible]太平[illegible]大作大　故[illegible]六以[illegible]　各本[illegible]大[illegible]

六節藏象論　[illegible]也　趙氣作天　歲有三百六十日而[illegible]　趙[illegible]作[illegible]

針石[illegible]　以應天之六六之節久矣　吳本作以應天之六六之節　六竟　據丁藏本校改

[illegible]　而[illegible]日[illegible]　趙[illegible]而[illegible]

天度者　故日[illegible]長短　各本皆日作曰誤　趙作日[illegible]　[illegible]作盡誤

日六竟而周甲　[illegible]　丁本竟[illegible]　[illegible]作音[illegible]

[illegible]自古　楊[illegible]　[illegible]本楊作楊　素問入式運氣論奧卷下論九宮分野第二十六篇云下以應九州之分野　謂冀兖青徐揚荆豫梁雍也

[illegible]　[illegible]外[illegible]　[illegible]

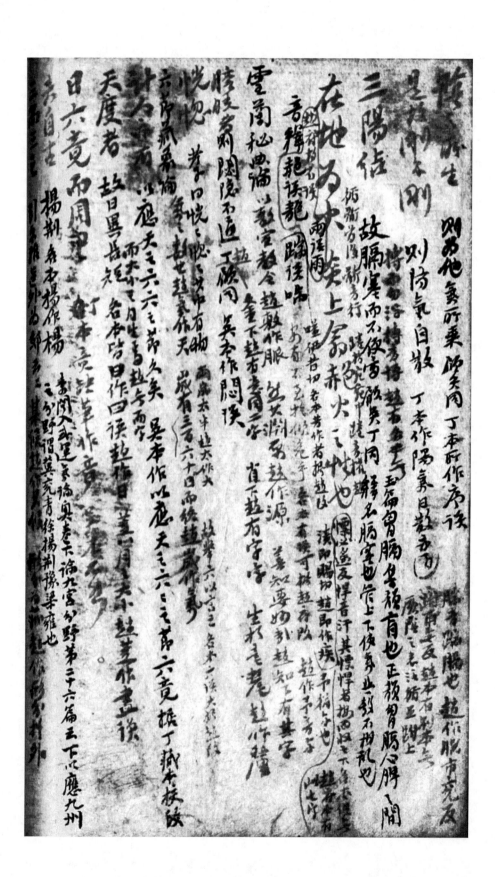

帝曰少帝 且為微病 丁本且作宜 已見言趙上𢁈字 水被土淩 各本水被木 從趙改正

五氣生風篇 謬引入邪 各本入誤八 據趙改 天真氣逆 趙天誤大 言蒼天布氣 趙布作雨誤

七氣至後二歲病矣 趙二作三誤 肝者罷極之本 罷音疲 趙各本有名本上字

血凝於膚者為痹 謂瘰痺也 四結已上 趙已誤也 關格之脈贏 趙贏作贏 按贏當作贏 趙並作贏

是以頭痛 俠脊 各本同 靈樞經脈篇各本皆作挾脊

胸脅

俠胃 各本同 靈樞作挾胃 漢叔孫通傳殿下郎中俠陛 俠挾二字古通用

貫臑 各本同 靈樞皆作臑 蓋一古字通用 傳寫為臑也 下放此 凡從吏旁字

入頏顙 靈樞頏下有連目系三字 下頰裏 靈樞此下有環脣內三字

下額加頰車 靈樞作下大迎合手少陽于䪼下加頰車 諸書目下為䪼 顴骨穴之分 新校云下額甲乙經作下䪼 趙本亦作額 廣雅云䪼頄頰也

瘛瘲目瞼瞤動疾數而蒙睛也 各本瞼瞤二字作瞼瞤 誤 今改正 說文瞼目上下瞼也 王叔和脈經 瞤瞤傾在瞼瞼動則知脾絕 滑伯仁注眼弦也 說文瞤目動也 目瞼瞤動者 謂眼弦動也

腹脹

起於鼻交頞下 靈樞各本作起於鼻之交頞中

俠臍 各本作俠齊 據靈樞改正 趙本亦作下口俠誤

主肅

起胃口下循腹裏 各本作起胃下口循腹裏 據靈樞校正

[illegible] 上出於柱骨之會上下入缺盆 馬本雲作同 注楊注書闕斷所引上出柱骨之會于大椎下入缺盆

[illegible] 心氣上勝於肺矣 丁本上作止誤 [illegible] 注云寒淫暴痛閒法趙本有痛所屬又別本之方

五藏別論

名曰奇恒之府 丁本恒缺筆作恒 [illegible]

青釋腸 誤作腸 月血不誤 瓶 楯 青迴疑有誤 膻往早切 趙早作亶 [illegible]

異法方宜論 [illegible] 趙存本作楯 [illegible]

山海經高氏之山 林 柝氏 一作伐 東山經 [illegible]

砭石

其民食魚 [illegible] 四方輻輳 吳本同誤 趙本同 [illegible] 四方輻輳注輳聚也言如車輻之聚

水穀也 史記張儀傳四通輻湊 又賈誼傳四通輻湊 並作輻湊 輳湊二字古通用

其治宜 [illegible]

移精變氣論 [illegible] 柳 [illegible] 皮內 吳本柳作柝非

外無伸官之形 陽湖張琦素問釋義亦作伸官 [illegible] 趙存本作伸宦 丁本作伸宦 吳本作伸宦 一極案宦疑縮之借字

鼓柝 丁本作鼓坼 趙吳作析誤

壯旣 上三字闕道劫而析之

十日不已　合成共煎　旧本皆作其煎誤

湯液醪醴論

陳莝　林校據太素　各旧本作本素誤今改正

玉版論要篇

余聞揆度奇恒　丁本恒缺筆作恒　是本同　下並同

診要經終論

陰氣於冰　王注陰氣猶凝　可知冰為凝之本字

筋攣　丁本作攣攣誤

令人解㑊　林校據四時刺逆從論云令人解㑊　今據四時刺逆從論作令人解㑊　王彼注云解㑊謂寒不寒熱不熱壯不壯弱不弱故不可名之也

夏刺冬分　勦之　丁本作敫之

至真要大論民病洒洒振寒　疏五過論洒洒然時驚

令人洒洒時寒　各本俱作洒洒

說文瘁寒病也所錄切段注引蒼語洒洒猶洒洒也洒洒

寒貌唐人舊書云洒或為洗本草洗洗是寒皃玉機論凡素問言

本草寒洒洒注之洒洒寒也　痒之假借字

直㚢一類

刺冬分　林校血氣內散　各本皆脫散字　今據四時刺逆從論補

刺會　𢡟林校作懺　一作擻

岐伯曰太陽上頞至目内眥　林校云甲乙經作斜絡於顴　今集靈樞作循頞上頗顴

鼻至目内眥　上頞至目外眥　林校曰甲乙經外作兑　今集靈樞作銳

其陽明　上挾鼻頞　林校據甲乙經頞作孔　今按足陽明四字　今據靈樞亦如

於足陽明

少陽　絡小腹　林校據甲乙經作絡小腸　今集靈樞亦作絡小腸

一本釋玉版論下缺要篇二六字　附誤闕

舌卷卵縮　張氏釋義本作舌卷囊縮

脈要精微論

胃脈　火氣救之　吳本作救　丁本作牧

當病足胻腫　各本皆作骱　非今改正　上臑内　各本皆作上踹内　靈樞各本亦作上

踹内振前陰陽部御去陰之病經作臑内撰備字義為臑字而誤得是二

林校據少俞多食數溲為之消中　為字是謂字之誤

徵其脈小　吉本徵缺　吳本不缺

肝與腎　其脈洪　各本皆洪作傑　非今改正

上竟上者 丁本作此 吳本不能竟

平人氣象論

人一呼脈三動 由然了矣 丁本由作白誤

玉機真藏論

眇中清 各本眇皆誤作眇 趙府本亦誤作眇 玄脈要精微論第八頁下兩兩傍則季脅也 吳本 眇在季脅下俠脊兩旁空軟處 正字通脊作脅 軟作耎 又引王冰注曰 邪客于太陽之絡令人腰痛引小腹控眇不可以養息

揆度奇恒 丁缺篇 吳亦缺

目匡陷 丁誤作匡 吳亦缺

藏氣之者 平人之常氣稟於胃 趙本亦然 舊本皆作平人之常稟氣於胃 于義不順 按林校語 以今本平人氣象論考校 平人氣象論文正作平人之常氣稟於胃 今改正

三部九候論

以應九野 王注引爾雅邑外云云 與今本不同 言其遠也 吳本作言其脈也誤

上下左右之脈相應 凡十八診也 吳本作十八診也誤 蓋上中下三部九候皆有左右 故十八診 據下文部之候

注云中部之候左右凡六診也則上中下三部之左右凡十八診矣
以左手足上上去踝五寸按之　各本同　林校引全本（見脈）作云今文少一而字多一庶字及足字
而字亦多一上字而知林億所見王注本當不多此上字遺刪不知何時所衍宜刪去以復宋本之舊
足太陽　吳鶴　雲梔作吳脾　臣億等按甲乙經及全元起注本並云以左手足上去踝五寸而按之右手當踝而彈之
趙府本臣億等作新校正　上作者　陰吏之出趙之作二
今文少一而字多一庶字　趙作少一之字而多一庶字
悟而自知跡矣
奪釋䐃誤䐃　垌古營切　趙覺作營
經脈別論
表裏　林校穴俞　吳本作次俞誤
藏氣法時論
心其缺　丁本林校引全本者作裹　吳本亦作裹
布胸脅　宋本亦雲梔從經脈篇同　吳本作[illegible]在兩脅誤
心病者　心少陰脈支別者循胸出脅入　各旧本皆同雲梔經無此句疑有誤
下循臂行　雲梔無循字　雲梔止言其支者從心系挾咽系目
脅下痛　脅下腋三寸上抵腋下雲梔作腋　都一（雲梔作都上肺與上出）
上出腋下　雲梔作下出腋下　下循臑內雲梔無下字　行太陰心主之後
雲梔行下有手字

肩甲　靈樞作肩胛

汗出尻陰　各旧本作尻陰誤說文尻脽也（尻作脽）尻乃古居字旧誤今改正

挟脊　（尻作脊）隋巢元方病源卷十四咳逆候云汗出尻陰股膝腨胻足皆痛　正作尻字

肺色　宣泄　丁本作宣油誤

粳米牛肉棗葵皆甘　宜與神農本艸互校

宣明五氣篇

是謂五禁　桂可苦　吳本作苦可皆誤

搏陽則為巔疾　各本同　梅疑巔乃癲之誤也

肺主皮　包裹　各本皆作包褱誤

脾主肉　瘰癧　各本癧作膱誤

腎藏志者　志謂心志下各本誤空二格非有脫字而必空

至真要大論

畢勁 天埏吳本作天注 運而吳本作連運而誤

花風 鼓拆吳本作該拆

則無還之主之人 林校稱前当作則 原本当是前無還之主之人

反者反治 注反者反治也吳本作反者天治也誤

帝曰 人迎之外 吳本作人迎之外 丁本作人迎內外皆誤

南政之歲 天不應寸 各本同疑有誤 當是尺不應寸

濡泄不勝 胻骨 各本作齗骨誤說詳卷二循

軟肉 吳本作軟話誤

焰明郁蔚 各本作焰焰今改正作燄

霜霧 謂霜霧不明似霧也各本霜霧作霧霧誤

[illegible] 黃泄 吳本作苦池誤

寒[illegible] 權勝 吳本作權膀誤

[illegible] 飄蕩 吳本作飄瘍誤 兩胕 吳本作日胕誤

少陽司天 回陽附眷在環此語宜有誤俟考正
太陰司天 水無能潤 吳本作潤 丁本作治均通
少陽司天 熱止皮膚痛 熱止丁本作熱上
熱發有見 丁本作麥見 今从吳本
大涼之氣 丁本作大涼之氣 收斂 丁本作收飲誤
物氣之常也 吳本作物氣之當也
手熱肘攣掖腫 顧本腫作掖衝 據吳本改正 吳本並掖誤 又以甲乙經內經正
胃脘不安 顧本胃作安 吳本作寍 亦通
陽氣內鬱 吳本作內藏 亦通
病始心生 吳本作心往誤
熱淫所勝 而又熱 顧本作已痛熱 吳本作而又熱 顧本作已又熱
亦未必得 吳本作亦不必得
寒淫所勝 淫報 吳本作注報 甘熱 吳本作其熱
陽明之脈 肝木之氣 吳本作木伐之氣

帝曰治之 吳本誤當所勝之氣 旧本咗作次寫所吐之氣誤
帝曰六氣 吳本凡先有勝後必有復 名旧本咗作凡先有勝後誤
少陰之復 痱胗 吳作瘷胗誤 癎疽 吳疽作痕誤
太陰之復 息道不利 吳本息道作迫誤 項似拔 吳作項似拔誤
上為口糜 欬吳俱作口糜 據張琦釋義本改正
陽明之復 蒼青之萋 旧本咗作蒼清誤
[illegible] 亦湯漬 都文中外也 旧本湯作瀉湯誤 據吳本改正
[illegible] 正謂 吳本正作而誤 天樞正者 吳本正作主誤
[illegible] 胻之外 吳本胻作斷誤 入胭 吳本作入腘
逆地氣而攻之 旧本攻作政 吳本作次咗誤
[illegible] 尻陰股膝髀腨胻足病 旧本尻作屁 腨作斷誤
帝曰善 制其勝也 吳其作真 屬其跂也 吳跂作勢
矛盾 吳作 名旧本盾作彌誤 吳本脈盾字吳作惠尤誤

閉塞腠理 吴本腠作其 以治之 吴本作而

索之不去 争雄 吴作争頡

有出於標者 旧本標作摽 誤

岐伯曰又 案又当有之借字

上下病之 而後補之也 吴補作袪誤

故大要曰 疏其壅塞 旧本作東者塵塞 吴本作陳者壅塞均誤

疏其血氣 吴本作疏其地氣 字典無㾾字 据上文諸風掉眩 又疑眩之誤

帝曰非 掉瘛 各旧本同 吴本瘛作藏 梅疑瘨字之誤 誤

衝薄 旧作衝薄 據吴本改 [illegible]

諸寒之水也 釋水而燔 各本同 猶人火也 釋木而燔 據汪校讀素問鈔改正

帝曰反治 而致大益 吴本而作以 何謂逆從 唯從順病衰 各本從作雖

以熱攻陰 陰寒格熱反從 汪本少一陰字 究未詳 汪本改作須 梅案唯之誤也

凡諸食飲 氣者主於生者 各本同 吴本作三於主者 義俱未詳

林校云詳王字疑誤 鼓豆 汪本作豆豉

大寒凝內 各本寒作熱 據吳本汪本改正

徵四失論 丁本徵缺筆

著至教論

人事不殷 丁本殷缺筆 吳不缺

示從容論

帝曰子別 毒藥攻邪 各舊本誤攻作攷 今改正

若夫三藏 三藏皆在耳下居止相近也 各本同 吳耳作雷 止作其 疑皆有誤

夫二火 以在鬲上故 舊本故作則 據吳本改正

血泄者 以脈氣急而血溢 吳本作脈奔急而血溢〻而還

夫傷肺者 皮膜決破 舊本皮作皮膜上敬誤 據吳本改

疏五過論

必以比類奇恒 丁本比缺筆 吳本不缺 奇恒五中

徵四失論

自功徇己 各本徇皆作循 據音釋有徇字改正 跳因出遊賦豈余身之足殉兮違世業之可懷

音釋 葆音保 舊誤以葆音以葆 又佚葆二字 誤在疏五過論下 今查在徵四失論後

徇字旧本無注今補正之

陰陽類論

冥至以病　丁本冥缺筆　吳本不缺

三陽一陰令盛　陽外　吳本作金盛

陰陽皆壯　故而避　各本皆作而　今改作爾

方盛衰論

奇恒之勢　丁缺筆　吳亦缺

解精微論

氣者生之主　各本皆作氣者生之生誤

素祥充集　吳竟作音

九鍼十二原

寫曰必遲 馬本作曰必持而遲 按脈勿陷 馬本陷作滔

大如氂 氂字費解此書條考正 鍼大深 馬本大作太

取三脈者恇 吳本恇缺筆作怔 氣至而有効 吳本有作不 振馬本改

願聞五藏六府 吳本脫聞字據馬本補 所注爲腧 馬本腧作輸

所以爲合 馬本以作入 其氾論指五藏之輸注十二經 穴以輸爲原 董經穴也

是謂重竭必死 馬本作是謂重竭 重竭必死 四關主治五藏 馬本此下多五藏二字

邪氣藏府病形

肺脈急甚爲癲疾 馬作癲 微大爲肺痺 馬作痹

以寫其陽氣而去其熱 馬熱作血

官鍼篇

取之鍉鍼于井滎分輸 取以鋒鍼寫于井滎分輸 分疑合字之誤

邪以[illegible]鍼 九鍼十二原篇作[illegible]

病在五藏固居者 馬本居作痺 胃氣和息 馬四日作胃

經脈篇 手陽明之別名曰偏歷 馬作編歷

調經論　雨神相薄　靈樞決氣篇作雨神相搏
汗出湊理　疑湊字乃腠之誤　靈樞決氣篇作汗出溱溱　趙存本作汗出腠理
精舍志　舍疑舍之誤　液之滲於空竅　趙液作津　脾之憂在心　趙脾作心
然谷足少陰滎也　各舊本滎作榮　按靈樞本輸篇改正　有餘不足奈何　趙有上多一氣字
別乃吳中　石鍼早　各本同　趙云孫絡水溢　趙水作外　令寒氣在外　觀上下文趙本甚是
謂如雲在水中　吳本雲作雪誤　趙令作今　鍼解論是鍼解篇文
病在血調之脈　趙後脈作也　趙作鍼經論誤
繆刺論　安待調之非正別也　各舊本皆非作作今改正　氣出鍼入　趙鍼上多內字
自足上行　足少陰滎也　各本滎作榮誤　案氣府論鼽骨下各一　注云鼽頄也頄面顴也則鼽頄二字古通用
趙足作促　陰蹻脈入頄　各本頄作鼽　按靈樞脈度篇目作頄　貫舌中　趙舌作肩
項頸肩痛也　不可以仰息　仰正字通引作養
趙作頸項　腰俞髁胂　各舊本皆作脾誤　解當　趙作腰當
太陽絡外踝　內踝　趙踝作髁　王言也　疑有誤　趙作正言也　按離合真邪論候吸引鍼氣不得出注云正言也　各本同
[illegible]
耳聾　齒齲　注中皆有偏歷穴　吳氏靈樞皆作偏歷　馬注作編歷　未知孰是
四時刺逆從論
滑則病狐疝風　疑當作狐風疝　故病歸於肝　宋肝誤作脾
標本病傳論
先病而後生中滿者　丁本生作先誤
甚者獨行　獨謂一經受病而未累異氣之相移也　各本謂作為皆誤

大氣入藏 丁本大作夫 吳本作大 與靈樞病傳篇同 今從吳本

䯒痠 各本䯒皆作髓 今改正

三日體重身痛 王注肝傳於肺 吳本同 按靈樞云三日而之脾 肺當作脾

諸病以次是相傳 靈樞無是字

不可刺 靈樞刺下有也字

間一藏止 靈樞無止字

及至三四藏者 靈樞作及二三四藏者 一梅案王冰注云及至三四藏者皆謂至前第三第四藏也諸至三藏者皆是其己不勝之氣也至四藏者皆至己所生之父母也今考本篇四藏為水水為四藏為尾皆己所生之父母而木為三藏為火火為三藏為土皆己所生之子非己所不勝竊疑經文本作及二三四藏者王注亦本作諸為二藏者皆是其己不勝之氣也諸為三藏者皆己生之子也諸為四藏者皆己所生之父母也殆後人只據本經文而遂妄刪注文耳

刻作五十三難 吳此篇無今存

氣交變大論

黃帝 朞三百六十五日 吳日誤目

岐伯 備聞其人往古受傳之遂言也 吳備誤衛 先誤正

歲木 本作救土氣乘虛 吳本誤水

民病　飧泄　吳泄誤油

甚則　不獨木太過　吳木誤本

民病　肩接近〻　吳接作掇

[illegible]　嗌乾　吳嗌作嗌

收氣　今詳水字當作冰　吳人詳水字當作水

上應　乃寒災於物也　吳寒作降

占辰星者　吳占作古

藏氣　垣穢岸仆　吳穢誤數　仆誤什

土勝而水伏　吳土誤主

歲金　金暴虐乃亦　吳虐誤虛

肅殺　目䀮〻無所見　吳䀮誤[illegible]各本皆同矣今校正　字書無[illegible]字

胻足　各本胻誤䯒今改正

肩背痛　吳背誤皆

欬逆　逆字星屬　吳星誤至

民病　妄見聞也　吳見誤耳

甚則　身重寖汗出　吳寖誤滿

[illegible]　[illegible]而陰　吳[illegible]誤是

霜不时降，吴霜作露

長氣不化　吴氣误凍

上臨太陽　吴陽误羽

病反　藏氣法時　吴时误政

飧泄　吴泄误油

濁而妄冒　吴妄误妾

諸丙歲也　吴丙误天

太陽上臨　吴太误夫

雨冰則雪也　吴雪误渴

神門心脈也　吴作神門絕〻也误

則危亡也　吴亡误壬

肅殺　天地淒滄

此第六頁畢

戊土　謂粃惡也　粃吴误粮

上應太白芒星歲減明也　芒吴误作黄　減误焚

民病　金不解感　解吴误傳

延及囟頂　吳囟作腦

肉膶瘛　各本同　遍查本書无膶字　據上文有肌肉瞤酸　則此膶字殆亦瞤字之誤歟　又五常政大論升明之紀其病瞤瘛　字亦从目旁

目視䀮䀮　各本皆作目視䀮䀮

卷手亂閒也　丁本無手字　至本有

五常政大論

凝慘凓冽　一本凓作溧誤

卑監之紀上宮與正宮同　上疑少之誤

赫曦之紀其則雨水霜雹　據氣交變大論雨水　林校云水當作冰　則此雨水字疑亦冰之誤矣

其動暴蓄折瘍疰　動以瘍生　上文林校引作動以生瘍

藏政

藏氣用則長化止　吳止作正

其候凝慘凓冽　各本凓皆作慄　今據六元正紀大論改正

其治

故地氣溫而和之於下矣　別本氣作以　和作知

此一方之中小異也　一方吳作寒熱　今从吳

故曰生之療　別本故作也

水且守之　吳作水且救之　別本作水日立之皆誤今改正

馬本作口瘍　吳崐注本亦作大行于槁注云大鬱而不得發故心痛于槁土氣也

日瘍

吳本作火行于槁別本作大行于槁今據馬本改正　馬注云水為肺子火盛則水亦槁

趙府本同

火行于槁

涇監于地　盬 吳本並作盛

火盬于地

少陽在泉

故蕃育也　一作故為育也誤

帝曰六氣惟

所終至於收藏之用也　收吳作物　梅考並疑有誤當作終謂極於收藏之用也

是謂氣之終極。　吳本極作再

然而五味

必廣生廣化也　舊本也字皆在必字上今改正

太陽在泉

所以淡亦屬甘　一本所作味

少陰在泉

少陰陽明主天主地　一作主天生地

故大所治苦亦辛甘　丁作苦上辛焉　吳作苦與甘甘並誤今改正

其其氣勢　衍其字

謂厥陰在泉之氣也　吳氣也作歲是

謂以遲疾之差　遲吳作遲　時不勝毒　吳毒作乎　腸肥　腸吳作胸

消之削之　吳削作制誤

隨陽氣以逆遊之　吳湯作外

五果為助　各本助誤肋

旁釋　槁苦老切　各本苦誤芒　霧旁金　各本霧旁令誤

六元正紀大論

[illegible]運加同天地為言　嵩依本馬注本引同　丁本司作同誤

辛卯少宮同　辛卯二字疑衍　己卯己酉少宮與少角同　各本作己卯乙酉今改正

閒穀命太者　故云閒穀也　丁穀作又　即在泉為歲穀　丁穀作干

此司天及運閒而化者命閒穀　丁穀作干　又別有一名閒穀者是也　丁穀作干

又名並化之穀也　丁穀作干　亦名閒穀　丁穀作又

[illegible]　新校正云五常政大論作暄暑鬱燠　丁本作暄暑燮燠因搭下文云變作鬱　此校語

暑為演而不云變鬱為鬱可知校文本作鬱燠蓋改五常政大論戊寅戊申為赫曦之紀其候暄

暑鬱蒸則校文原文並已誤蒸為燠也　馬注本引作鬱燠

民病寒中　丁馬同　吳中作熱

闔閉不禁　丁闔作開

[illegible]寒湿　丁湿作用

風迺來　吳風作異

六元數也　吳言作下

風澤相薄　吳澤作廼

兼司天之氣而言運也　吳言誤雷

雨作霧雺澤　各本雨誤雨

此以運合在泉　吳運誤軍

寒廼於勢　五誤六　微旨大論云寒風切列疑有誤

不得云立秋日也　吳立誤正

以月之節氣中氣分節也　吳中誤同

則子作時　吳作同　下作則子作則外

天柱司也　住疑柱之誤

辛未辛丑　詳一宮北宮坎位天之主司　各本同　運氣論吳作天蓬運司

辛丑寒化六　趙作辛丑是

壬申　乃太角之運化也　吳太誤木　若庚陵在泉之化　吳若誤卦

癸酉　詳此以運合在泉　丁分作地　少徵之運化也　吳少作火

甲戌　物主珠云上甘溫（趙吳同）　丁溫作澀　治以苦熱　丁苦誤者

巳　巳為大佐　丁巳誤也　乙見庚而氣自全　吳氣作金

己卯　金與運土相得　丁趙同　吳土作上　木勝火微　丁吳同　趙火作小　土氣未正　丁趙同　吳土作上　上運正宮　吳趙同　丁上作土

己丑　土運正宮　吳趙同　丁土作甘

金[illegible]　殺氣霜零　吳作霜氣　丁作霜氣　今从趙存本改正

故民　五氣謂之秋分後至立冬後十五日內也　丁趙同　吳五作丑

水藏　霧[illegible]紛　趙存本上[illegible]

甚則　祥妖祥　丁作娀祥　吳作姚祥　疑妖之誤　趙作大祥

刻終大溜　趙終作中

厥陰所至　啟開坼也　竹丁正　趙坼　吳作折

少陽所至　贊吳巠隣　趙吳作坊　為大存　趙本上有大字

厥陰所至為裏急　从筋緩縮故急　从趙　丁吳緩作緛

太陰所至為積飲否隔 一土鬱也 趙鬱作氣
陽明所至為皴揭 趙作為脅痛皴揭 多二字
燥勝則乾 皴揭 揭拆趙本 丁吳揭作折
帝曰不發不攻 直至以至生病 丁趙同 吳作病至以至生病
天元紀大論 六微旨大論云木運臨卯火運臨午土運臨四季金運臨酉水運臨子所謂歲會氣之平也
天元紀大論 亦分寅申巳亥之年同
承歲為歲直 承歲謂木運之歲歲當乎卯火運之歲歲當乎午土運之歲歲當辰戌丑未金運之歲歲當乎酉水運之歲歲當乎子 趙存本作木運之歲歲當亥卯火運之歲歲當寅午土運之歲歲當辰戌丑未金運之歲歲當巳酉水運之歲歲當申子 吳氏醫統本與趙存本同惟寅午作子午 一梅●案木運當亥為丁亥歲火運當寅為戊寅歲金運當巳為乙巳歲水運當申為丙申歲今查六元正紀大論丁亥歲注云天符戊寅歲注云天符乙巳丙申兩歲均無注是王於彼注不以此四歲為歲會也劉溫舒素問入式運氣奧論卷中論歲會第十八云夫當年十干建運與年辰十二律五行相會故曰歲會氣之平也則不以陰年陽年乃是取四時正中之月為四直承歲子午卯酉是也而土無正位各寄王於四季之末一十八日有奇則通論承歲辰戌丑未是也已上共八年外有四年壬寅皆木庚申皆金是二陽年癸巳皆火辛亥皆水是二陰年亦是運與年辰相會而不為歲會者謂不當四年正中之令故也然則木運臨寅火運臨巳

汪撫讀素問鈔引王注與趙存同 祥本與影宋同按稿刻古抄本與趙存同

金運臨申水運臨亥木不得名歲會而惟子午卯酉四辰所值得名歲會矣影宋本並作子字為是今從之
歲會何如 歲直亦曰歲位 據六元正紀大論位並作會 六微旨大論歲位當作行今並作位 六元正紀大論林校引此注作會
其於三陰三陽合之奈何 謂午未申酉戌亥之歲為正化正司化令之實 子丑寅卯辰巳為對化對司化令之
之虛 影宋本吳本並中注作寅寅誤作申據趙府本改正
倮善果 影宋本作音蟲 蟲 考宋書無此字从趙府本改
䕩趙無字 蹔趙無字 欽趙無字 疲趙無字
六微旨大論
所謂本也 氣則為主 吳本影宋本同 趙府本作氣別為王
至而不至來氣不及也 自斗建卯正至巳之中 刻六白時作之中 卷上
日出謂之顯明則卯地氣分春也 畏論論文六氣時日第七云顯明謂之日卯卯位也
暄淑大行 刻論天地六氣第十四大作乃 炎熱大行 刻大作乃 雲雨大行 寒氣大行 刻大字乃
此何 趙作何如 雷雹 趙雹作電 雲注 趙無字 萬物皆燥上刻有清氣乃行句
復行一步土氣治之 慓 趙作飄
復行一步水氣治之 凡此六位終紀 影宋本醫統本同 趙府本紀作統
復行一步君火治之 積而為三 趙府本積作分 陰陽應象大論其慓悍者按而收之注慓疾也悍利也
君火之下陰精承之 皆折其慓盛 影宋本醫統本慓作標从趙改 廣雅慓㦬也 說文慓疾也

六之氣始三十七刻六分 午中之南 各本南作酉 据趙府本改正
二之氣始於三十七刻六分 午中之酉 各本同 趙西作酉
丁卯歲初之氣天數始於七十六刻 新校正云癸卯 各本同 趙卯作巳誤
三之氣始於五十一刻 終申初之二刻 各本同 趙二作一
帝曰善 八風鼓坼 坼趙府作析 醫統作析 野竹作拆 今据陰陽應象大論注改
不生不化靜之期也 變易與土同體 各本土作上 据趙改
升降息則氣立孤危 然金石鎔埏草木 各本同 惟趙本埏作延 故埏字趙無考
是以升降出入 有器乎器各本同 趙器作矣
反常則災害至矣 生化之元主 从醫統本 各本作生化之元生
無形無患 若使想慕滋蔓 从趙本 各本使作便

異法方宜論
其病攣痺　熱氣內薄　惟趙府本内作外　今據改
亦從中央出也　中人用爲養神調氣之正道也　趙人作央
移精變氣論
往古　下合五行之休王　趙下作不誤
所以遠死而近生　趙無而字
八風五痺之病　外在筋紐　趙外在於筋紐
風從東南□来者　趙無者字
外在於樞脅　趙樞作腋
又新校正云季夏戊己傷於邪者爲脾風　趙戊誤作伐
治以草蘇　合成共益　趙共誤其
不知日月　人血淖液　各本淖皆作淳梅改
月郭空而治　趙空作虛
可治與不可治　趙下有也

湯液醪醴論

炊之稻薪 趙之作以

今之世不必已何也 言不必如中古之世何也 趙何作用

神不使也 志意違背於師示故也 趙示作爾

其有不從毫毛而生 趙作生而 而字連下句

此四極急而動中 衛內鼓動於肺中也 趙肺作脈誤

微動四極 趙作是以微動四極 故下文云 各本文誤次 據趙改

玉版論要篇 迫近以微 而又微物 趙又作文

其色見淺者 色淺則病輕 趙輕作微

[illegible]為隔之事 夫脈有表無裏 趙無誤有

診要經終論

人氣在頭 故人氣在頭也 趙無也字

七月八月 七月三陰交生 各本交誤支 據趙改 陰氣始冰 易陰始冰也不作冰

十一月十二月 五藏生成論曰 趙論作篇 今據改

春刺散俞 春取絡脈分肉 趙絡作經 今查本趙宗原文 趙本及各本皆作絡不作經

遺篇刺法論

土欲升 多於間維養々也 趙府本間上有二字 刺本与多 作多於二間維養々也

木欲降而地皛 趙府本作皛 刺本作晶 疑皛字之誤 今從趙本

當刺足少陰之所出 刺乃同身寸之三分 留三呼 趙府本三分作三寸 三呼作二呼 蓋誤 甲乙与刺本同

刺足少陽之所入 胻骨外廉陷者中 胻刺本作髋 趙府本作胻 甲乙作胻

集韻髋同髖 說文髖髀骨中脂也 類篇胻牛脊後骨 髋胻二字並於文義不合 惟胻脛端也 說文

上文 過膝下同身寸之一寸 文義相合 知胻乃胻之誤 髋又胻之誤也 今改正

當刺足太陰之所出 去爪甲如韭葉 刺本葉作菜 甲乙作葉

刺足陽明之所入 胻骨外廉兩筋間 刺本胻作髋 趙府本作胻 甲乙作胻 注引素問云在膝下三寸胻外廉兩筋間分間

大過取之 趙府本作太過 此下凡大字 趙府皆作太

當寫足厥陰之所流 趙府本寫作瀉

子午之歲 丑未之歲猶當治矣 趙府本矣下有也字

寅申之歲 卯酉之歲猶當治矣 趙府本矣下有也字

金行欲土 風化斯而寒化不令 趙無而字

假令甲子 是謂當年孤虛者下也 趙府本年作于

附庸不令 甲未至 趙府作陷

亦名失守者即○○穴主之 即字下孤字上各本皆空二字馬註本於此注而闕字
當先補腎俞 先以術鍼瀉而用之 趙瀉作撥
後三日可刺肝之原也 大道實然 趙大作天
即令先想心如日 趙無令字
南行於上 趙南作東誤
[illegible]嚥下 趙下作之
是歲天壬丁天作矢誤
後刺心俞 第五椎下 趙下作也 留一分 分疑呼之誤 刘趙分作分 馬注本作呼
可刺足陽明之所過 以手按穴 趙手誤身 在足跗上 趙跗誤附 甲乙作趺上五寸
刺足少陽之俞 真元內守 趙真作貞 在背第十椎下 當此腰俞也 足少陽之俞 本臨注穴在足小指次指本節後間陷者中 刺四分
可刺足少陰之[illegible] 即是足肯穴也 丁兄作充 今從趙
復以生兩間 趙兩作雨 馬同刘
辟之未下 趙未作不 馬同刘
禪手太一 趙一作乙

去歲少陰 刻去作云

履太一也 趙一作乙 注同

假令戊申陽年大過 趙大作太

太陽以退位 趙以作已

謂之曰尸厥

舌卵明縮者 若出涎而舌明者均疑有誤 趙明作卯

甚者傳氣間者環也 辨疾氣之間甚也 趙 疾作傳

四時刺逆從論原文作環逆

春刺秋分 按正云 春刺肌肉血氣環逆 趙 春作方 逆作道 並誤

春刺冬分 又 令人腹脹 趙 脹作痛 原文不作痛

夏刺春分 又 令人懈墮 趙 墮作惰 原文作惰

秋刺夏分 又 令人脉不欲動 趙 欲作欲 原文作欲

冬刺秋分 又 令人善渴 趙 渴作忘 原文作忘

刺避五藏者 脊著於脊 趙 著誤者

刺會腹者 校 又作撽 趙 作又作徼

少陰俠脊 注 絡小腸 按絡小腸 趙 小腸作少 甲乙經作腹絡小腸 趙無腹字

皮毛且而發矣 乃心氣外燔而生也 趙 生作然

撽古要反 趙有 罷章殘丑有 膜趙有

若直暑玄 趙有若本之下 左布撽暑之下

眴 趙音順作旁兮

脈要精微論 一

渾渾革至 病進而色弊弊綿綿 趙色作危

得守者生 皆神氣得居而守則生 趙居而作其所

又 去何以知神氣之不守耶 趙耶作即以即字連下句讀

反四時者 故曰陰極也 趙无也字

萬物之外 秋忿而冬怒 趙而作為

微妙在脈 推陰陽升降 趙推作從

察之有紀 微求太過不及之形診 趙診作證

得一之情 趙情作精又注中既得一情趙亦作既得一精

肺氣 肺虛人亦好哭矣 趙虛作夢

至今不復散也 趙今作令又注中至今不復散也趙亦作令 奇

至今不復也 趙今作令注中同 義則未通 趙下有上有此字

痺成為消中 乃是食飲之遂 趙飲作飲

右外以候胃 胃為市疑誤

廣腸大者 謂脈洪大也趙洪作淨

平人氣象論

人一呼 故曰平人也趙无也字

常以不病 氣凡行八丈一尺 趙無凡字 氣都行四百五丈 趙無之氣字

人一呼脈三動 氣凡行二十四丈三尺 趙二作三誤

躁謂煩躁 趙謂作爲

肺氣通於心 急食酸以耎之 趙無急字

毛而有弦曰春病 故不鈎而反弦也 影宋本醫校本弦皆作絃

肺氣通於肺 而散於外 趙而作布

尺脈緩濇 故解㑊並不可名之 趙並作而 㑊不可名 趙㑊作偪 音解困弱也 并爲注復云 加音釋於此 影宋本醫校本並作㑊 蓋據音釋有偪字女耕反 則林億所本作偪無疑

安臥脈盛 則血去而氣失所主 影宋本失作无 趙作無

目裹微腫如臥蠶起之狀曰水 影宋本醫校本裹並作裏 據趙府本改正 也

靈樞水脹篇云水始起也目窠上微腫如新臥起之狀 又大惑篇云精之窠爲眼 眼裹蓋窠之借 裹乃裹之誤耳

馬注云目之下爲窠 俗云臥蠶

溺黃赤 非矣 趙作則非也

目黃者 熱積胃中 趙熱作焦 (武運氣奧論 論十干第二云 壬乃陽陰受胎 陰壬之乃陽生之位 壬而爲胎 與子同意)

妊子也 趙妊作任 大法 大疑夫之誤

秋冬

熱而脈靜 玉機真藏論 趙此下有篇後兩字

少陽脈至 按病能論陰陽脈注云 各本俱脫脈字

堅細以長　趙以作而
如循榆葉　趙葉作莢
不上不下　趙上作止
如鳥之喙　趙鳥作烏　千金方作如雞之喙　趙喙下有也字　烏喙　烏距　趙烏亦作鳥
胃炎不揭而堅也　趙揭作[illegible]
玉機真藏論
其氣來不盛　詳趙人　趙人下有云字
秋脈如浮　脈來輕虛　趙虛作浮
冬脈如營　此深字當為搏　趙作深深　當從甲乙經為濡　趙濡作得
肝受之氣於心　詳此經文　趙之作文連下句讀
故曰別於陽者　今改為注　趙改作故
不必治於傳　趙傳作以
因而喜　宣明五氣不同　趙氣誤作藏
悲則肺氣　又
反其傳化　趙反作反
大骨枯槁　趙槁作藁　注同　下文亦同

后瘕切脈 真藏本見作來見 趙無故字 未見作三字
諸真藏脈見者趙無者字
肩項身肚 趙作項肩
徵強為手秘 趙為作強
胃氣者 趙胃作二
甲乙之義為浮 趙義作天
兩王氏之義雨迴 趙義作文

三部九候論
貴賤更互 趙互作立
下部天 羊矢下 趙矢作失
下部人 在魚腹上趨筋間 趙趨作越
又 此正論三部九候 趙論作謂
又 移置此也 趙無也字
神藏五 真藏即物 趙即作合
猶有生者也 趙猶作尤
形藏四 危作死 趙本危並作死字
形盛脈細 脈氣亦得也 趙無也字

中部 [illegible]　臣億等趙作新校正云

其脈代而鈎者　旧本趙作旧云　注有解減之說　趙減作人

家吾奇藏　則經脈滯否　趙否作吝

[illegible]　竅以知之矣　趙無矣字

血病身有痛者　詳甲乙經注醫者作胂　趙經作流　胂作脾　是誤

[illegible]　新校正云趙無云字

血者則經隧而[illegible]矣　趙隧作道

[illegible]　而後調之　趙之作後　連下句讀

[illegible]　及之絕之擊也　趙及作乃

經脈別論　仆音赴　趙赴作付

是以　腎主於夜　趙夜作支

飲入於胃　下且次泥　趙泥誤栖

少陽藏　則少陽之氣盛也　趙氣作前

象大浮也　趙大作太

肝脈弦　以藏氣當發　各本書作常　據趙改

脾脈緩　順其緩也　趙緩作靜

[illegible]脈燥　別本燥作燥　趙燥作悴　字書無燥字

[illegible]大作　居所王處　趙王作主

羅極上青瘦　趙無而注於北之三[illegible]者羅極之官下

[illegible]　別本無　趙有

瘖鳥[illegible]背腹病也　別本無　趙有

[illegible]趙無[illegible]　趙之[illegible]

[illegible]趙作[illegible]對[illegible]

[illegible]鳥[illegible]趙作鳥來[illegible]也

[illegible]趙無[illegible]

[illegible]趙[illegible]別本[illegible]

瘖於危及淫病也是不能行也　趙有　別本無

必先定 知是則可言死生間甚矣 趙知作如

取血者 脈中血滿 趙脈作膂

心病者 又手心主厥陰之脈 各本又作入 據趙改

善瘛 各本俱作瘈乃瘛之俗今改

脾病者 痿謂萎無力也 趙萎作痿

斜趨足心 趙趣作趨

氣交變大論云肌肉萎 趙萎作痿

虛則腹滿 腸為之善鳴也 趙無也字刻本有

宣明五氣篇

是謂五入 故酸先入肝 趙故作攻連上句讀

腎為欠 則生嚏也 趙無也字

兼於肝則憂 明肝木兼於脾土也 趙無也字

并脾則畏 一經云 趙作本經云 畏謂畏懼也 趙謂作為

腎惡燥 若余則云 趙余作今

肝脈弦 各本皆從系何也

血氣形志

夫人之常數 陽明多血多氣 刺深六分 趙六作四 觀下文五常四常三常遞減而少則此當六分無疑 趙誤也

尻苦高而腨時軟及踝也 腨胡郎反脛也 趙有別字

奭秀軟 趙有別字

軟苦蓋反 趙有別字

嚏音帝 各本嚏誤嚏 據趙改

齘呼會反齒音也 各本無 趙有

泣音澀 各本脫音字 據趙增

拄知庾切 趙作知俞反

齊脊大椎　趙椎作推　注中同
此下注中椎字趙並作推

使斜為橫等　趙橫作凡

形苦志苦

則血氣平調　趙平作半

刺法論

當刺足厥陰之井　留六呼　甲乙經作留十呼　按下文當刺足厥陰之腧出亦作留十呼　又下文吹三日可刺肝之所出也亦作留十呼

同刺包絡之榮　營宮穴也　甲乙靈樞本輸並作勞宮　下文當刺心包絡脈之所流注亦作勞宮　可刺心包絡所流注亦作勞宮

當刺足太陰之俞　刺二分　甲乙作三分

當刺手太陰之所出　留三呼　甲乙作一呼

刺手陽明之所入　刺一寸五分　甲乙作五寸

當刺足少陰之所出　刺三分留三呼　趙作刺三寸留二呼　甲乙作三分三呼與刘本同

當刺足厥陰之所出　大敦穴也　刘本趙本大字作太據前當刺足厥陰之井注亦作大敦未知孰是　甲乙作大

當刺心包絡所出　留二呼　甲乙作三呼　按上文同刺包絡之榮絡作絡下文當刺心包絡脈之所流作絡

刺手少陽所入也注　刺一寸留十呼　甲乙作刺入一分留七呼

當刺足太陰之所出　在足大趾之端側　甲乙云在足大指端內側

刺足陽明之所入　刺五分留十呼　甲乙作刺入一寸五分留七呼

當寫足厥陰之所流　在足大趾之間　甲乙云在足大指間　足厥陰之所流　甲乙流作溜　按此後流字甲乙皆作溜

留七呼　甲乙作十呼

當刺足太陰之所流　在足大趾本節後　甲乙趾作指

當刺手少陽之所流　刺二分　甲乙刺入三分

已突之流　猶當流天　趙天下有也字

者刺足厥陰之原入　留七呼　甲乙作十呼

丙午之歳　猶者治天　趙天下者也字

者刺足太陰之原入　太陰陵泉穴也　太字疑衍

寅申之歳　猶者治天　趙天下者也字

者刺手少陽之所入　刺三分　甲乙云刺入一分留七呼

者刺手太陰之所入　刺三寸　甲乙作三分

者刺足少陰之所入　外筋之上　甲乙作小筋之上　上文者刺足少陰之合注亦作小筋之上

下文次五日可刺腎之所入注亦作小筋之上

大虚　趙大作太

詳其微甚

次二日可刺足太陰之所注　太白穴也　此係後人四字　刘本作大趙本作太　據甲乙亦作太白穴

在内踝核骨下　甲乙云在足内側核骨下

堂失補心俞　刺一寸半　甲乙作刺入三分　又據上下文注例推之心俞當是神門穴也　在掌後兑骨之端　刺三分　留七呼

次五日可刺腎之所入　太微帝君　刘本作大极趙改　下文次刺肝之俞注刘趙並作太微帝君

次三日可刺脾之所行　留二呼　甲乙作三呼

者刺肝之俞　留五呼　甲乙作七呼

次三日可刺肺之所出也　在足大指端　上文者刺足厥陰之井注者刺足厥陰之所出注在甲乙趾並作指

者刺脾之合　真其和用搏　趙搏作摶

刺其足少陽之所過
又
又
又刺手少陽之所過
後刺心俞注
又刺手少陰之原
又刺手太陰之原
又刺足厥陰之膏
又刺心包絡所流
脾為諫議之官
刺其腎之原
又刺三焦之源注

在足外踝下　甲乙云在足外廉踝下
丘墟注同目寸之五寸　甲乙云丘墟注一寸下文又刺其少陽之滎注亦作五寸
刺三分留三呼　甲乙云刺入五分留七呼
太一帝居　趙一作乙
刺七分　甲乙鍼入三分留七呼
即是兌骨穴也甲乙經云神門者土也一名兌衝一名中都在掌後兌骨之端陷者中
手兌骨名
刺三分留三分　甲乙經云刺入二分留三呼
在足大趾本節後二寸陷者中　甲乙趾作指二寸下有云或曰一寸五分
留二呼甲乙作六呼
心有所憶謂之意意之中出而謂之智　靈樞本神篇甲乙經精神五藏論並云心
有所憶謂之意意之所存謂之志因志而存變謂之思因思而遠慕謂之慮因慮而處物謂
之智
出於大谿　趙初同　甲乙大作太
於口中溫鍼　趙中作內

歷臟篇一卷

〔清〕羅浮山人撰
清抄本

歷臟篇一卷

本書爲中醫基礎理論類著作。又名《醫學引蒙新説》。成書於清光緒十七年（一八九一）之前。羅浮山人，清代醫家，古粤（今屬廣東）人，其真名已失考。他因有感於醫者不明臟腑，誤用刀圭，『以人命試其技術之得失』，乃參閲西方人體圖譜，又精研《參同契》『歷臟』之説，撰成此書。全書分爲《生生説》《胞胎説》《腦説》《三焦説》《心包絡説》《心説》《肺説》《腎説》《肝膽説》《脾胃説》《膀胱小腸大腸直腸説》《死説》十二篇，主要叙述人體臟腑形態特徵和功能作用。末附《論鼠疫病情》一篇及《鼠疫驗方》《避疫方》二則。此書有『古閩力軒舉子舒東收藏醫書』之印，曾爲清代御醫力鈞（字軒舉）及其子（力東舒）收藏，今僅存孤本，彌足珍貴。

醫藏篇

原名醫學引蒙新說

附鼠疫病情驗方

題弁

古閩第二布衣撰

歷臟篇一卷。有自序例言。古粤羅浮山人所著也。光緒二十有二年丙申夏六月。於無意中獲卒讀。大悅之。向者所疑於古書所言臟府。及今西夷所為圖說異同。於是冰釋。夫今中國至敝且弱。百家執技以生者。奪於異類且盡。醫亦然。顧其言臟府往往當厥實。惡之。以為中國醫者恥。今者山人言臟府。乃獨精絕。可正古書之訛。彌夷說之漏。為中國醫者一洗之。成其為說。醫質實之書。昔王

題弁

勳臣 清任 先生。著醫林改錯。有功醫學。然勳臣先生言臟府。知有氣府血府榮衛總管。而不知氣府即三焦。血府即心包。又未詳行血廻血二管。是書實有功先生。而均為醫家所不可少。僕故樂為序之。以公海內。夫今天下大江南北。奇材異能。傑出衆中之士。亦夥矣。亦念西夷之小我易我奪我如醫者。且遍至於無窮。而思所以竭忠盡智殫能以雄勝之。以制其生死之命。嗚呼如是。其必有天地山川神祇環視周列悉告以所奧秘者矣。

序言

夫醫者天下之至凶物也。不及而殺人。至於天下孝子順孫節婦稚心飲血。坐視其祖父若夫之死而不敢仇。且不知其所以殺之。死者亦戢影九地。以為數之當然而不知怨。而醫者方且高車華軒。衣服麗都。健夫三四人出五都之衢。顧盼自雄。天地蒙翳。如晦如夜。神怪晝出。鬼氣砭人。而不之懼。醫者誠天下之至凶物哉。雖然。醫者害於不知耳。豈嗜殺人者。自農黃以降。醫者輩出。皆足以名後世。震驚一時。然究其利弊。功罪相半。後世主其說。行之實事。功一罪九。何哉。蓋古經淺奧。文義古遠。非可卒解。後世醫家者流。又妄以臆說言醫。往往謬戾失實。夫名物象數雜技術之學。前聖發其端而未盡。惟資後賢修補以究其成。如歷算象緯之學。其尤彰明較著者也。醫亦然。夫古今相去懸絕。世運升降。造化生人日繁。而得氣亦日以益薄。持元明健兒。較周漢弱息。盛衰之勢。猶恐弗敵。故中古多壽。晚近多夭。且古人愼言語。節飲食。其氣純固。後人六淫之侵。十倍古人。勦襲伐性。床笫戕生。同一病也。同一劑也。以投古人。生枯起朽。以投今人。弦斷矢折。則今古殊異一也。南北五帶。寒燠相戾。岐伯以下。長沙以上。中國板輿狹隘。至黃農之世。九州土壤。北極燕代。南盡江漢。荊楚吳越。悉為蠻夷。蓋無論矣。江海之民脆弱。邊塞之民強力。質異而氣候復不齊。則疆域乖違二也。況乎不明生生之理。焉知造化生人功用之實。不洞燭藏府經絡之情狀。焉知疾病所從傳解。而貿貿然予以刀圭。有以人命試其技術之得失而已。藏府明堂古有圖說。然率譌誤相沿。至於不省三焦心包為何物。脉為氣管中行氣。諸家聚訟。卒不能指實脉為何物。著書滿家。途徑多歧。自誤誤人。何為哉。夫一身之近非萬里也。同類之比。非異物也。視聽食息之常。非奧義異聞也。人命死生之切。非遠謀濶圖也。然而萬里之遠。異物之殊。奧義異聞之難窮。遠謀濶圖之弗售。去聲猶且不可附會其說。鹵莽為言。見之實禍。矧操生死之術。並功良相。可不求諸聞見之實以為言乎。臟腑真形。今歐西醫家者流。為得之親見。僕嘗見其圖。歎為精絕。然猶憾其驗諸既死遺骸。恐尚有違失。厥後又讀參同契歷臟之說。恍然悟於古導引家內視之術。以之躬自體臟府經絡之實。往往有得。以參歐西圖繪。庶幾得實。而有以糾往昔之謬。夫僕非醫人也。絕不敢以草木蜉蝣入命。緣近歲鄉黨疫癘暴作。醫者不明臟府。殺人相踵。不揣讕陋愚固。述撰人生生之所以然。及臟府真形。為說一十二篇。以告世之為醫者。其以僕為狂妄多言。或以為恐懼憂患必不能已之言。不計也。嗚呼。世亦懲醫之爲天下至凶之物。亦尚諒僕恐懼憂患必不能已之心也哉。

皇清光緒十有七年辛卯夏六月二十四日丙辰古粤羅浮山人自序於夢梅別墅

序言終

凡例

是書成。命曰引掌家者。學醫當以明藏府爲先也。說多異舊。故曰新說。今更定名曰歷臟篇。

序列臟府。先後以類。如心肺一類。肝腎一類之例。臟府所屬。附見篇中。如氣管屬三焦。血管屬心包之例。

是書十二篇。有未及詳者。疑則闕之。其已詳者。尚恐未盡。或有乖謬。尚望同志。匡救糾彈。以期一是。

凡例終

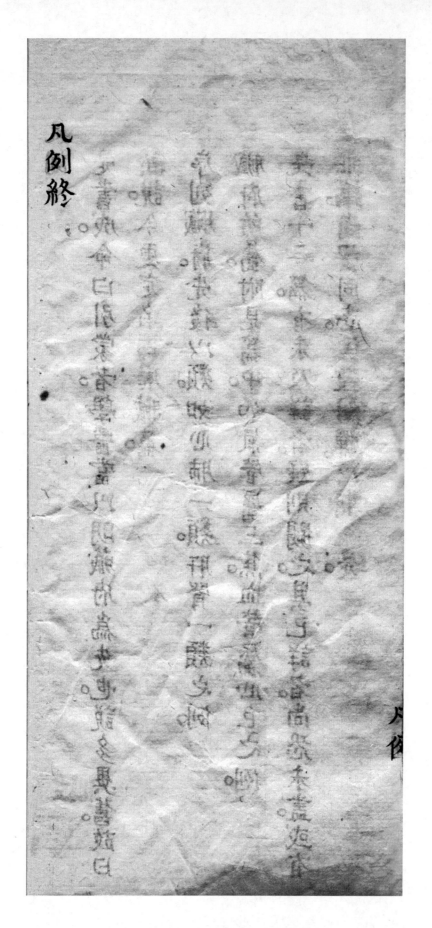

目次

古粵羅浮山人自定

凡十二篇

目次終

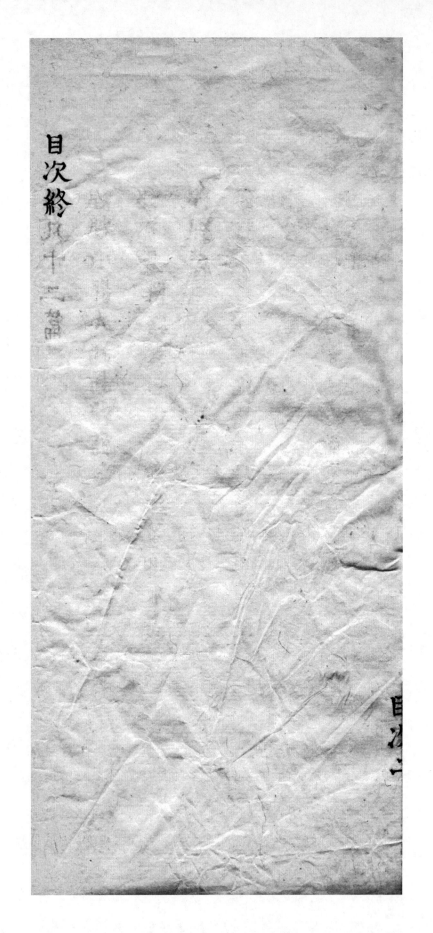

歷臟篇 原名醫學引蒙新說

古粵羅浮山人撰述

生生説第一

天地絪緼。萬物化醕。男女構精。萬物化生。言致一也。明致一之理。則知生生之所以然。太始氣化。厥後形交。形交之情狀。人人由之。而罔聞知。述生生説第一

男子十六歲動氣。女子十四歲行血。人生得天地父母元氣六十

四銖。漸長至是始足。計氣府內滿貯元氣三百八十四銖。元氣旣足。精血滿盈。情欝於中而著於外。意漸情洽。不交不可二體相接。男俯法天。女仰象地。男子周身行動之氣。並挾隨呼吸出入之天氣。即天地絪緼之氣。自氣總管下行至兩腎中間。即命門。與氣府說見後。中之元氣俱。全力歸注後通脊前下通陽莖之精管。令陽莖壯擧。進抵女子牝竅內子宮。女子周身動氣。挾隨呼吸之天氣。氣府內之元氣。全力歸注後通脊前下通牝竅之子宮。與男氣相盪。久久。則男子元精自髓海即腦。循脊下行貫脊中精總管。會肩膊臂腕腿足骨中諸小精管中精汁。至兩腎中間。而血府說見後。中之血。會周身血管之血。自血總管下行至兩腎中間。混合元精化淫精。自精管出陽莖射女子子宮之內。女子元精精及血混合化淫精如男子。由兩腎中間。下至子宮之內。兩精相衝。或歧不相値。或先後至不相値。則不成胎。兩精正衝。同時並至。男精力勝女。衝闢女精。女精外褁。則成男胎。女勝男反。是男精稍先至居內。女精稍後褁外。亦男胎。反之女胎。男精過盛。歧而為二為三。女精亦歧應之。則爲孿生。正衝正歧。歧力均。男力勝女。或稍先至。則皆男胎。否則反是。側衝則精之歧出者力不均。男女互相勝。至有先後。女精亦歧而側應之。與男互相勝。至亦有先後。故或一男一女。或兩男一女兩女一男。凡男女精居內者爲子之藏府經絡。裹外者爲皮毛筋骨。精爲子之體魄。氣爲子之魂氣。神氣陽屬。精血陰屬。清者爲精。濁者爲血。蠢者爲氣。靈者爲神。得之天地者。清靈多濁蠢少。得之父母者。

佛氏投胎之說謬甚。

濁蠢多清靈少。子在胞手足動者。則知覺運動之性已具於未生之先矣。故天氣晴和夫婦燕好受胎。則生子聰慧而賢。名山大川氣厚平土氣薄。故山谷之民多壽漁人之子多壽。大要氣清為賢。濁為愚。薄為夭。厚為壽。此生生之實理也。

胞胎說第二

身體髮膚。受之父母。不究其始。焉知其終。述胞胎說第二

古說。胎在

胎在子宮。全資母血成長。始孕一月男女二精外包內如卵白之

子宮。按月分經輪養。謬誤。

褁黃晶瑩如露水。男女二精皆色白故也。無胎衣。至兩月始生胎衣。胎衣者

母血所成。胎衣既成。外形漸大。內體粗具。色紅。如桃花蕊。母血色紅也。

形如稱錘。上小下大。不過三指長短。胎衣分兩段。一段厚者雙層。

內盛血。養胎之血。一段薄者單層。內藏胎。厚薄夾縫處內生管一。下連

兒臍為臍帶。母血入胎衣內盛血處。轉入臍帶。益胎。生兒藏府經

絡。官骸肢體。周身內外。同時並長。故三月胎墜者。可辨男女耳目

口鼻具。但未開竅。四月竅開。手足有拳掌。不分指。五月分指。五月

以後。始有知覺能運動。月足而生。生時兒足蹬破胎衣。轉頭向下。自母牝竅而出。胎衣者胞也。胞隨兒。養胎之血。隨胞而下。為易産。此胞胎之實形也。

腦說第三 精管精總管耳系目系鼻系附內

腦者百體之君。至命寄焉。述腦說第三

思字古從囟從心。心腦合思。人有遺亡。必閉目上瞪而得之。老人健忘。腦虛之故。故人聰明知覺屬腦及心。腦居一身最高之處。為

古說。心為君主之官。

神明出焉。又曰心藏神。謬誤。一身主宰。故曰主腦。腦者藏精之府。故曰髓海。神宅精。猶火非膏弗明。故人神居腦中。寐則降處兩腎之間。夢則往來脊髓之內。腦形前大後殺。大管一。小管五。大管在後居中直下貫脊至尻脊骨自項至尻。二十四椎。十八椎之下。十九椎之上。有短管前通氣總管當兩腎之間曰命門。又前出氣總管之前。向下通男陽女牝。在男曰精管。女曰子宮。精管夾臨子宮。形稍大而圓。貫脊大管即精總管。十九椎短管之上。有短管十一。並前通氣總管。脊左右上下各有小精管旁通肩膀臂腕腿足諸骨中。腦前居中有小管通鼻。
至端歧為二。左右通二鼻竅。後歧二別通膀。為鼻系。腦前左右二
小管下額通目。為目系。腦旁左右稍後兩管通耳。為耳系。腦氣由
腦通目。目能視。通耳能聽。通鼻知嗅。由脊通命門兩腎精管陽莖
女子官兆竅能人道。由脊通命門氣府氣總管通心。由心通舌拔
能言。由脊通命門氣府氣總管通心。心氣從舌本上膀通鼻上通
腦。心腦氣接。然後能知覺運動。故腦曰天靈。心者主血行氣之臟。

非宅神之府也。

三焦說第四氣總管氣管左右氣門附內

元神元精之外氣爲要。述三焦說第四

古說。三焦分上中下。又曰。三焦水穀之道路。又以人身著內一層爲三焦。

三焦者氣府也。色紅紫。形如倒垂雞冠花。世稱板油。又曰雞冠油。處胃下小腸上。抱小腸。前及腹。後端屬兩脅中間。爲藏元氣之府。元氣者火也。元氣上蒸胃底。熯胃化食。如竈釜然。故人非此火不生。氣總管即衛總管。自氣府之端。後通兩腎中間。又後通脊。通精又以空腔子為三焦。並謬誤。

總管。當兩腎中間下直通尻。與脊管即精總管。相附。左右兩短管橫通兩腎凹處。稍下復生兩管通兩髏。通腿字。直上循脊前有十一短管通脊管。上至心後。左右生兩管。通兩臂。由心後正中處。左轉橫行至心前上正中處。上行至肺管前半截處。歧為兩管。左右夾肺管直上。至舌後。曰左右氣門。與肺管有會厭總蓋之。凡呼氣出兩腎中間氣府之端。出氣總管。上心。由兩氣門上膈。通二鼻竅。吸氣入鼻竅。過膈。入兩氣門。下氣總管。過心。至兩腎中間。歸於氣府。故曰。

呼出心。吸入腎。三焦處大腹之內。大腹臍上。小腹臍下。少腹臍下兩旁也。為藏氣之府。故呼則大腹縮小。吸則大腹張滿。氣管者經也。氣總管為總經。氣管自氣府氣總管。通行周身四肢。上達頭面。氣管中動氣即脈。

古說。謂脈為血。謬誤。

氣管中有津液。氣所附以行者也。津液雖亦血屬。非氣血合成脈

又曰。氣血合脈。亦含混。氣血無同處一管之理。

也。管中氣多為實。按之有力。氣少為虛。按之無力。氣暴動為熱。按之必急。氣阻滯為寒。按之必慢。此候氣寒熱虛實之大畧也。氣陽物也。故三焦者為陽之本。氣管近筋骨。血管近皮膚。

心包絡說第五 行血總管廻血總管 行血管廻血管附內

血者氣之資以養者也。氣爲要。血次之。述心包絡說第五

古說膻中有名無形者。心包絡也。又曰心包絡細筋如絲。連心肺。俱謬誤。

心包絡者血府也。色近黃。又曰膈膜爲膏肓。凡兩層上爲膏下爲肓。前及胸後連脊。前高後低中窪。上如坡形。下如池形。上承心。中藏血。所以滋榮四肢灌漑百體者也。血府當心左右生兩管。左曰行血總管。右曰廻血總管。總名曰榮總管。兩總管左右由心後夾氣總管下行入腹後夾腰下至尻。兩總管旁通歧出連貫四肢。爲

行血小管迴血小管。行血迴血小管並行。復有横絲管相通。血從血府。由心左。入行血總管行血管。流行周身。復由行血管過迴血管。入迴血總管。由心右。入血府。周而復始。無少停止。横絲管者。血從行血管過迴血管之道路也。故血瘀不行。則血日竭。血熱妄行。滲入氣總管。則隨呼吸而為唾血咯血。下行爲溺血。由總提滲入胃津管。從小腸大腸直腸直下爲便血。則日耗。血管絡也。血總管者總絡也。血陰物也。故心色者為陰之源。

心說第六 舌系附內

心司血。次血府者也。述心說第六

心形圓少橢。色赤。在肺小片下正中。上屬氣總管通氣門。前有細管如絲稍粗。通氣總管屬心處。循氣總管上通舌。為舌系。故曰心開竅於舌。心者主血行氣。氣出入必於心。血府連心。血之流行。心實司之。心者氣之道路。血之總匯也。心質中實。絕不藏血而主血。腦氣心氣互通則靈。故心不行氣。腦氣不接。而靈機窒。

古說。謂心藏血。誤。嘔心血必死者。心色絡之血也。又古說。心有四竅。亦誤。

肺說第七

肺。相心者也。為心衛。故次心。述肺說第七

古說。肺六葉兩耳。一誤。肺吸之則滿。呼之則虛。二誤。肺有二十四孔。行諸藏之氣。三誤。

肺於藏位最上。肺管在胃管前。胃管爲咽。肺管爲喉。凡十二節道下。肺色白。左右兩大葉。面向背。尖向胸上有四尖向胸。四尖下有小片居中向胸。肺管入肺。分兩杈。入兩葉。每杈分九中杈。每中杈分九小杈。每小杈生數小枝。枝枝盡處無透竅。肺內所存皆白沫。質極脆薄易破壞。肺為華蓋。蓋心。呼吸由心上達肺。肺亦出氣之道

路也。

腎說第八

腎司氣。心司血。故腎次心肺後。述腎說第八

古說。以右腎為命門。一誤。謂腎藏精。二誤。

腎左右兩枚。色黑紫。質堅實。無孔竅。不藏精。當脊十九椎左右。向内凹處。各有短管。通氣總管。後通脊。上通腦。腦藏精。腎者出精之門也。腎管通氣總管。下前通陽莖為精管。女通牝竅為子宮。故男女交感腎主之。腎者精之道路。氣府端連腎管。為命門。腎又氣之

九

總匯也。心主血行氣。腎主氣行精。故心腎互陰陽。

肝膽說第九

肝司疏泄。相腎之藏。故次腎。述肝膽說第九

古說肝居左脇。誤。謂肝多血。亦誤。謂肝七葉。左三右四。誤。

肝居胃上。偏右連脊。肝色蒼黝。質堅實。肝下胃上。有總提連綴。總提者亦連脊。總提油質。上連血府。下連氣府。血府瘀血入總提。則肝熱。肝有四葉。膽附於肝右第二葉。膽色正綠。形如彈丸。上有細管。緣肝直上。斜通氣總管。肝系有管通氣總管處連脊也。腎主行

精。肝者助之宣泄者也。故曰肝相腎。肝膽二管通氣總管處。在氣總管道上循脊前十一短管之右。相次膽上肝下。

脾胃說第十（總提遮食津管瓏管出水道附內）

氣血流行。穀氣是資。脾胃者主水穀以養人者也。述脾胃說第十

（古說。胃二門。誤。謂脾動磨胃化食。誤。謂脾）

胃於文从肉从田。胃者人身之田也。為納穀化食之府。於鳥曰嗉。入獸曰胃。胃居膈膜之下。胃體橫臥。上口向脊。下底向腹。上口曰

居胃上。誤。謂食物由小腸氣化分別清濁。水出闌門。歸膀胱。為溺。謬誤。謂胃直長。自後至前。謬誤。

賁門。上通咽。曰胃脘。居心肺後正中。過膈膜後。轉稍向前為賁門。通胃正中。胃有三門。賁門居上正中。津門在賁門右。幽門及在其右。胃有津管。有遮食。及有極細絲管無數。此絲管為小津管。外屬津管。內屬胃。胃熱則小津管出酸涎。滲入胃。由胃脘出為嘔。幽門胃下口。偏右腸。有管循胃旁至底連小腸。幽門左寸許。津門也。津門通津管。津管者出水之道路。遮食在胃內。攪食出水之物也。胃上肝下。有油脂。曰總提者。在賁門右幽門左。嚴厭。津門側上。總提上連心包肝胃。下連三焦小腸。又下及大腸。所以護肝胃二腸者也。脾緣胃底橫臥。長齊胃。色黃黑。脾中有管緣脾如箸大。體薄玲瓏。曰瓏管。脾質中實。形一片。兩頭漸殺銳。如鐮刀刄。脾居胃三焦間。瓏管上接津管。津管緣胃右下通連瓏管。瓏管橫長。前連細管數十。為出水道。有脂腰緣胃連脾。出水道細管通貫脂間。所謂網油者也。網油形如魚網。上連胃。前下連膀胱。食物由咽直下入胃。水出津門。由津管出瓏管出水道。滲入膀胱爲溺。穀出幽門。下入小腸化糞。從大腸直腸穀道而出。胃處三焦之上。資三焦內藏元氣上蒸。故食物易化。而瓏管出水道中水流。無少停留。元氣衰。則水停滯管內生溼。脾性惡溼。出水道瓏管不通利則脾病。而胃中食物亦積而不消。飲食減少。而胃亦病。此脾胃功用喜忌之實也。

膀胱小腸大腸直腸說第十一

膀胱二腸。所以出水穀者也。佐脾胃為用。故又次焉。述膀胱小腸大腸直腸說第十一

古說。膀胱系腎。誤。

膀胱者盛溺之府也。形圓長。無上竅。下竅通男陽女牝為溺竅。溺竅精竅相附。溺竅居上。精竅居下。精竅者精管之門。在女為産門。膀胱有溺則脹。無溺則縮。前當小腹。小腸在三焦下。上接幽門下管。下連大腸。為闌門。小腸盤迴十六曲。接大腸。大腸連小腸。亦盤迴十六曲。下通直腸。直腸較大。直下出肛門。肛門者穀道也。色胃黄白。小腸赤白。膀胱白黝。大腸白。直腸同。

死說第十二

人生兩間。百年易盡。全受全歸。是為正命。長生久視。逆天實多。
故原死終篇焉。述死說第十二
人受天地父母元氣以生。至男十六女十四。而三百八十四銖之
數滿。是時也。耳目聰明。手足壯健。心志銳舉。而男女之欲生焉。縱
欲逾度。則元氣損。元精傷。夭年短促。動止有節。則自十六十四至
二三十。元氣充。元精滿。內病不生。經絡疏通。臟府堅固。至二三十
以後。元氣逐漸耗少。至男六十四女四十九。則三百八十四銖耗

古說。如心絕立死。腎絕四日死。餘藏絕。皆可計日知死期。並說。俗說。魄戀

盡。在男人道不舉。在女天癸斷絕。當是時也。惟資後天穀氣增益元氣。穀食寡進。脾胃失養。則氣血日益消耗。官骸廢敗。心志衰頽。改易常度。氣血精耗至盡。則死。死者陰血枯於內。陽氣越於外。是謂陰陽離決。氣散血亡精絕而神離。故身憊者。氣外出而身重也。肢體厥冷者。氣全從兩氣門上湧。體中氣管無氣也。氣氣湧盡則體全僵。神從顱門出。精血下脱。神氣上越。所謂魂升魄降也。氣血及精。絕於生前。生前謂將死未死之頃。臟府百體。斂於身後。斂謂體質朽爛也。此人死

尸為屬。尤謬甚。之大要也。人始生色赤。稍長而白。壯而青。老而黄。及死而黑。故導引之旨。主於還丹。老子之道。貴在守黑。

歷藏篇終

論鼠疫病情附

人感鼠疫。由見鼠或傳染而病者。毒從口鼻入。感地氣病者。毒從毛竅入。鼠感地中蒸熱毒戾之氣而死。人病同之。證屬純陽。故人體裏熱盛。則易受病。從毛竅入者。達於皮膚。入行血管。或廻血管。熬煉管中之血結塊起脹成核。毒行。延及周身血管。血熱蒸外。熬煎血沸。外滲皮膚成斑。毒盛血湧溢。從九竅出。無不死矣。自鼻入者有二。從鼻直上攻腦。神昏卒倒。證屬不治。從鼻入氣門氣總管達氣府。卽三焦。氣府中毒火炙灼。復從氣總管。延及周身氣管。氣管中氣亂暴動。熱氣外蒸。則肌熱。熱甚象行血迴血管。則成核。血外滲。發斑。重則血湧。血內攻血府。血府全熱沸攻心。上攻腦。不治。或血外溢九竅亦然。勿令至血湧可治。自口入者亦二。自口入氣門者與從鼻入氣門同。自食物誤入。直走胃府。胃府熱。氣外蒸。及於總提血府。卽心包絡。血府之血。爲瘟毒燒煉。攻心。心上攻腦。腦失靈性。卒倒無知。血府熱。則周身血管皆熱。熱甚肌赤。成核。成斑。血大崩衄。

九竅並出血。或血盡熬黑成塊相連。大熱內焚。至於腸胃朽爛。大約此證。全賴攻血猛劑。及大涼大下瀉毒之品為宜。不可游移自取不救。近刻治瘟諸書。惟以吳川吳宣崇避瘟方法為最善。中間言避法最詳。尤宜遵守勿失。中列驗方。屢用桃仁紅花為君藥。尤妙不可言。蓋二味專力破血行血。能逐盡熬血瘟毒至盡故也。此外又有毒從二便入者。大便入與由食物入胃畧同。從小便入由溺竅。畧同大便。由精竅精管入腎入脊上攻腦。入氣總管上攻心。

不治證由房室感者必死。無藥可救。宜切戒。

古閩第三布衣識

鼠疫驗方 附錄

桃仁八錢去皮尖杵碎 紅花西藏五錢 川厚樸一錢
芒硝三錢 大黃四錢 赤芍藥三錢
甘草一錢 連翹三錢 生地黃三錢

清水三杯煎。日三服。小兒減半。大渴。加石膏五錢。血熱發斑。加犀角二錢。兼有表證。加柴胡二錢。葛根二錢。孕婦去桃仁紅花。加紫草茸三錢。紫花地丁三錢。神效。

避疫方

雄黄二錢　大黄二錢　蒼术二錢

丹參二錢　白芷二錢　皂角二錢

六味各等分研末。紗囊貯佩。

古閩第三布衣識

三應司天方二卷

〔宋〕陳言撰 〔清〕繆問釋

清抄本

三應司天方二卷

本書爲中醫基礎理論類著作。又名《宋陳無擇三因司天方》，由清代龍砂醫家繆問將同鄉名醫姜體乾所藏之宋版《陳無擇三因司天方》加以書論、繪圖而成，并記載姜氏用『司天方』治病皆獲奇效之事。陳言，字無擇，南宋名醫。他聰敏好學，善於方脉，治病立效。長於醫理，善執簡馭繁，創立『三因極一』學説。繆問，字芳遠，號問芝，《江蘇藝文志・無錫卷》記其『精醫術，好咏誦』。本書成書於清嘉慶二年（一七九七），録《司天方》内容，基於五運六氣學説，繪圖作論，載方十六首，方後有組成、用量、方解等内容。卷末附圖説一卷，包括五運圖、五運主運圖、天地六氣之圖、六氣主氣圖、二十四氣圖、天符圖等十二圖幅及釋文。現存清嘉慶二年刻本，此刻本抄録精美，可做校勘。

三應司天方上

司天方叙

民受天地之氣以生天地之氣分為四時叙為五節陰陽運行為五行升降為自其代禪言之為之運自其應候言之為之氣運有太過不及氣有勝復逆從則失其中和之常民生其中得其有餘不足之偏則致病古聖人節宣之濟其不及以洩其過太制其勝以調其逆從故雨暘燠寒風得其時而民無夭札經曰必先歲氣毋伐天和此之謂也所謂節宣之者即天地偏勝所生之氣味以還治天地之偏勝其正反補瀉主治之

殊佐使君臣調劑之變不出乎陰陽五行剛柔生剋之理以制之要其迭相為經之妙非神而明之不能通其化裁之道矣黄帝素問其説至詳然未有專於後賢末由措手也宋陳無擇推本素問立天干十方地支六方見證用藥條分而縷析之過與不及治而平之本氣以正方治之天氣加臨復分病證而加減之其精詳醇備蔑以加矣數百年於修明之者間有一二擇焉不精語焉不詳甚至求其説而不得繼以不信往往而是也江陰繆君芳遠學貫百家才羅今古憫陳

氏之學久失其傳以游藝之餘泝通而辭釋之復以生
克運化之際論說未能遽詳也各繪圖以明之其自序
云言病必本諸內經言藥必衷諸本艸可以信今傳後
而無杜撰之譏此所甚自信者因命沆司校讎之役且
屬為叙沆秉質魯鈍學殖荒落醫藥之理尤所未諳
受而讀之繹其理廣博精深玩其辭布帛菽粟闡發古
人嘉惠後學誠所謂述而不作信而可徵者已末學庸
受揚詡無由因即原序所論陰陽五行之道暨所闡于
繆君者還以質之太史公曰非好學深思心知其意固

難為淺見寡聞道也

旹維

嘉慶元年歲在丙辰十有二月壬午後學江沅蘭泉拜

德先滕建侯便叅

自序

余棄舉業懸壺事親每讀司天運氣幾欲廢書而嘆怅
古人不立説並方以爲天地間之一大缺陷也後見吾邑姜
體乾先生治病神效讀其方必多至二十餘品心竊非之然人
所不能措手者投劑輙效殊難窺其底藴也後登堂造
請乃出宋板陳無擇三因司天方以示余始知先生之用藥
無間内外每于司天方採取數味或竟用全方然後雜以六
經補瀉之品故其方必龐雜而治病寔有奇功于是録其
全本而歸每欲繪圖作論以發明之兵惠緣兩樽霜逢長

年僕僕未克竟緒丙午秋抱病齋居勉謝人事因率筆之書論一十六首雖之入冊一荒謬見笑大方然論病悉本之內經議藥盡歸之本草從無杜撰一語遺害後學惜防刻無傳欲付剞劂而力不逮丁巳春毘陵趙中憲濡公子粵嶠來蘇就診偕長公子山痴同至得此方讀之恐古書湮沒急命付梓以公同好其壽世之心為何如哉於是叙其顛末以記一時之知遇焉

時

嘉慶二年之四月澄江繆問芳遠自叙

原叙

夫五運六氣乃天地陰陽運行升降之常道也五運流行有太過不及之異六氣升降有逆從勝復之差凡不合于政令德化者則爲變眚皆能病人故經云六經波蕩五氣傾移太過不及專勝兼併所謂治化人之應也或遇變眚聿興災沴因鬱而發以亂其眞常之德而致折傷復隨人藏氣虛實而爲病者謂之時氣與夫感冒所傷天行疫沴迥然不同前哲知天地有餘不足違戾之氣還以天地所生德味而平治之經論昭然人鮮解意

歷代或代[illegible]

恐成湮沒故叙而記之　　　戴元禮叙

攷五音

宮商角徵羽有太少正之分太過陽年曰太不及陰年曰少平運曰正凡數以少羽為一少徵為二少角為三少商為四少宮為五太羽為六太徵為七太角為八太商為九其生數太角木生少徵火少徵火生太宮土太宮土生少商金少商金生太羽水此以少相生之義也凡內經言上宮同正宮等法於太少齊化圖中閱之即明

攷五星

歲星屬肝十二年一週天在音爲角在象爲木

熒惑星屬心七百四十日一週〻八在音爲徵在象爲火

鎮星屬脾二十八年一週天在音爲宮在象爲土

太白星屬肺三百六十五日一週天在音爲商在象爲金

辰星屬腎三百六十五日一週天在音爲羽在象爲水

五星以土爲尊五音以角爲長內經云五運總以消〻爲首

攷勝復

內經勝復之說總以客氣爲主勝如金尅木〻尅土之義

為之勝復則子復母仇如金剋木木生火火即爍金此勝復之理也

致氣化

凡運氣有司天在泉中運中運者主氣之化而運動之位在中凡司天在泉兩運其機也司化在上中化在中地化在下司之中運皆以木火土金水之數言在泉亦以木火土金水之數言也[illegible]如壬辰之歲上為太陽中為木運下為太陰本六寒化六六是水之成數是司天也風化八八是木之成數是中運也雨化五五是土之成數是在泉也餘仿此

凡例

一是書司天在六經文民病向多悉照原本節録非敢割截經文也

一此書坊刻係傳於東醫寶鑑載有十六方而于客氣之加臨毫無加減其藥分兩稍不同亦悉宗原本

一是書配合氣味用藥之妙悉本經亦含是書而另求元解毫無依據後賢之論司天者不為不多言之而不能詳一無有稱來與惟此可為用藥規模

一司天方惟吾宗仲醇公論為出於漢魏之後謂前此

越人無其文後之叔和解其說至暮年始悔立言之此見于家秉自述誌中諒亦未見是書之故也

一是書明季戴元禮先生曾叙其方未經刊行而吾邑姜公亦欲刻不果今得毘陵趙公不惜捐貲急付剞劂行世始知古書之隱顯似有前定也

一是書一切方論各圖不過聊以指點初學以便深造斯道其掛一漏萬處極多實為表彰前烈起見非敢借以沽名也欲窺全豹內經具在有志者不難深求也

附 運氣總論

張介賓曰世有一等偏執淺見者每訾運氣之學無益於醫且云疾病相加豈可例以運氣施治必不可也余喻之曰若所云者是真運氣之不必求雖求無益也然運氣之道豈易言哉凡歲炁之流行即安危之關係或疫炁之偏行一方而皆病風溫或清寒之傷藏一時而皆犯瀉痢或痘疹盛行而多凶多吉期冬不同或疔毒徧生而是陰是陽每從其類或氣急欬嗽或筋骨痛疼或時下多有中風或前此盛行

痰火諸如此者以衆人而患仝病謂非運炁之使然歟觀東垣於元太和二年製普濟消毒飲以救時行疫癘所活甚衆非此而何第運炁之顯而明者昭然盛行猶為易見至其精微則人多隂受而識者為難夫人殊稟賦令易寒暄利害不侔氣交使然故凡太陽之人而遇流衍之氣以太陰之人而遇赫曦之紀强者有製弱者遇扶氣得其平何病之有或以強陽遇火則炎烈生矣陰寒遇水則冰雪及矣天有天符歲有歲會人得無人和平能先覺預防者上智也能因機辨理者明醫也既

不能知而且云烏有者下愚也然則運炁之要與不要固不必辨獨慨人知運者難其人且故達人之見必順天以察運因變以求氣從其義則勝復盛衰之理隨其機而應焉用之戴人云病如不是當年炁看與何年運炁同便向某年求活法方知都在至真中庶乎得運炁之意矣

世皆棄去運炁余故此以弁其首有心者必有同好也

繆閭曰人生于地氣應于天天地之運炁互為勝復則臟腑之陰陽互為盛衰衰則所勝妄行已虛而彼實盛則薄所不勝已實而彼虛苟實其實而虛其

虛害生益盛能實其虛而虛其實雖病何傷經曰無盛〻無虛〻又曰有〻者〻求之無者求之盛者責之虛者責之味斯旨也於運氣之道思過半矣

六甲年經文　附子山萸湯

歲土太過雨濕流行腎水受邪民病腹痛清厥意不樂體重煩冤甚則肌肉萎足痿不收行善瘈脚下痛飲發中滿食減四肢不舉病腹滿溏泄腸鳴反下甚而太谿絶者死不治

附子炮　山萸肉各一錢五分　半夏　肉豆蔻各一錢二分半

木瓜　烏梅各一錢　丁香　木香各七分

生姜七片　大棗一枚

繆問曰敦阜之紀雨濕流行腎中之真氣被遏則

火用不宣脾土轉失溫煦此先後天交病之會也內經謂濕淫于內治以苦熱故用附子大熱純陽之品直達坎陽以消陰翳回厥逆而鼓少火治腎而兼治脾但附子性殊走竄必賴維持之力而用益神有真武湯之用白芍地黃飲之需五味是也此而不佐以萸肉之酸收安見其必入肝而無劫液之慮不偕以烏梅之靜鎮難必其歸土而無燥烈之憂非徒陽弱者賴此見功即陰虛者亦之中際矣從而腹滿溏泄為風所傷土轉受戕此治肝宜急之秋然須宜補以萸肉專培厥陰府宜

瀉借木瓜以泄甲木所以安甲乙者即所以資戊已也肉菓辛溫助土有止瀉之功兼散皮外絡下諸炁治肉瘻者所需再複以半夏之利痰丁木香之治胃木瓜烏梅之療瘻眼光四射今風氣來復有酸味羣藥補之泄之尚何顧慮之有哉

廣化頭化壇

起司天在泉口之訣。顛倒与反即上之司天為在泉，在泉為司天，反与倒之是也。

子午少陰君火司天。陽明燥金應在泉。
丑未太陰濕土上。太陽寒水下相連。
寅申少陽相火位。厥陰風木地中連。
卯酉子午相顛倒。辰戌丑未亦倒顛。
巳亥卻與寅申反。六氣循環上下遷。

司天者春夏也上半年主之。在泉者秋冬也下半年主之。

六乙年紫菀湯

歲金不及炎火廼行民病肩背瞀重鼽嚏血便注下復則頭疼腦戶痛延及顖頂發熱口瘡甚則心痛

紫菀　白芷　人參　黃芪　杏仁　地骨皮　桑皮　甘草各一錢　生姜三片　大棗二枚

繆問曰凡歲金不及之年補肺即當瀉火以折其炎上之勢若肺金自餒火乘其敝民病肩背痛瞀頂鼽嚏便血注下不救其根本可乎哉蓋肩背為雲門中府之會肺脉所循鼻為肺竅肺傷則鼽嚏肺與大腸

為表裏氣不下攝則為便血注下藏病而府亦病矣此時若為清火止泄之謀一如姜維之守劍閣終不免陰平之度計惟有攖城自守急補肺金為得耳人參黄芪以固無形之氣統攝走泄之陰陰亂交之火必暫伏金中地骨皮甘平微苦能瀉肺中伏火涼其沸騰之血又苦肺氣上逆泄之以杏仁之苦肺欲收斂之以白芍之酸桑皮甘寒補血益氣止血所需紫菀苦溫下无寒熱咸賴合之甘草補土生金緩諸藥于至高之分而參芪得指臂之效為水亞後不用別藥即以養金之

法并為禦水之謀蓋補正可以生金而寔土即堪禦水也

六丙年 川連茯苓湯

歲水太過寒氣流行邪害心火民病身熱煩心躁悸陰厥上下而寒譫妄而心痛甚則腹大脛腫喘咳寢汗出憎寒風病反腹滿腸鳴溏泄食不化渴而妄冒神門絕者死不治

川連 赤苓各一錢二分半 麥冬 車前 通草 遠志各七分半

半夏 黃芩 甘草各五分 生姜七片 大棗二枚

[illegible]有或作[illegible]

繆問曰歲水太過寒氣流行邪害心火而不以辛熱益心之陽其故何也按六丙之年太陽在上澤無陽熖火發待時少陰在上寒熱凌犯而氣爭于中少陽在上炎之乃流陰行陽化所謂寒甚火鬱之會也故病見身熱煩躁譫妄脛腫腹滿等症種種是水濕鬱熱見端投以辛熱正速斃耳何為陽剛之水故宗內經氣寒氣凉治以寒凉立方妙在不理心陽而專利水清熱以平其汩沒之害黃連味苦可升可降寒能勝熱者以平其上下之熱更以黃芩之可右可左逐水濕者消表熱以泄其內外之邪通

艸性輕專療浮腫車前色黑功達水源茯苓半夏通利陽明甘艸為九土之精寔足禦水使水不上凌干心而心自安此圍魏救趙直趨大梁之法也心為主宰義不受邪僅以遠志苦辛之品媚茲君主即以袪其譫妄遊刃有餘心脾道近治以奇法也但苦味皆從火化恐燥則傷其嬌藏故佐以麥冬保金養液且陳氏謂麥冬合車前可治濕痺具見導水之功能土氣來復仰借半夏之辛以補肝而疏土之寔用藥之妙豈思議可及哉

六丁年 蓯蓉牛膝湯

歲木不及燥乃大行民病中清胠脇痛少腹痛腸鳴
後則病寒熱瘡瘍痱胗癰痤欬而鼽溏泄

蓯蓉　牛膝　木瓜　白芍　熟地　當歸
鹿角各一錢　烏梅一枚　生姜三片　甘草八分　大棗三枚

繆問曰是湯與六庚年之牛膝湯同為補肝之劑而補之之法大有逕庭矣云病胠脇少腹痛厥陰之絡下絡少腹肝虛則陽下陷而為痛木動則風內攻而為腸鳴鶩溏是年風燥火熱多陽少陰不資液以救

焚則熇熇之勢遂成滋蔓矣當藉天一之源以制其陽焰者也但腎為肝母徒益其陰則木無氣以升遂失春生之性僅補其陽則木乏水以溉保無隕落之憂故必水火雙調庶合虛則補母之義蓯蓉鹹能潤下溫不刼津坎中之陽所必需熟地苦以堅腎濕以滋燥腎中之陰尤有賴陰陽平補不致有偏勝之害矣再者當歸白芍辛酸化陰直走厥陰之藏血燥可以無憂但為火所結而寒熱而瘧癘間嘗思之則知一從少陽始為寒熱一從少陰始發瘧癘木瓜之酸泄少陽甘草之甘瀉少陰合之牛膝烏梅

慶化論化壇

俱主寒熱瘧痢而專散瘡瘍且止少腹痛姜棗和營衛止

瀉痢同一補肝而法有不同如此

六戊年麥冬湯

歲火太過炎暑流行肺金受邪民病瘧少氣咳嗽血溢血泄

注下嗌燥耳聾中熱肩背熱甚則胸中滿脇支痛兩臂內

痛身熱骨痛而為浸淫病反譫妄狂越欬喘息鳴下甚血

溢血泄不已太淵絕者不治

麥冬　白芷　半夏　竹葉　鐘乳

桑皮　紫菀　人參 各不　甘艸 七分

薑 三片　棗 二枚

繆問曰歲火太過炎暑流行肺金受邪民病瘧少氣欬喘血溢血泄下注嗌乾耳聾等症肺藏受爍可知此不陰陽並補則金敗水竭火無所畏將熇熇矣人參益肺氣麦冬養肺陰張元素謂參味苦甘能瀉心肺之火麦冬味苦兼泄心陽則却火救金一用而兩擅其長複以鍾乳益氣補虛止咳而下氣然肺為多氣之藏益之而不有以開之

醫作翻伐譜

醫猶不戢戢之師也桑皮甘寒紫菀微辛開其膹鬱更藉其止血之功再以半夏甘草以益脾虛則補其母也白芷辛苦能散肺家風熱治腦痛頭神竹葉性升引藥上達補肺之法無餘蘊矣水氣來便是土即可禦水又何煩多贅乎要知此心之所不犯瀉心苦寒之品最為特識蓋歲氣之火留在氣交與外淫之火有間設用苦寒土氣被伐肺之化源絕矣是方也惟肺脈微弱者宜之若沉數有力及浮洪而滑疾者均非所宜此中消息願後學會之

六已年白术厚樸湯

歲土不及風乃大行民病飱泄霍亂體重腹痛筋骨繇復肌肉瞤痠善怒藏病寒中復則胃脇暴痛下引少腹善太息食少失味

白术　厚朴　半夏　桂心　藿香

青皮各不　乾姜炮　甘草各不半

繆問曰歲土不及寒水無畏風乃大行民病飱泄霍亂等症皆土虛所見端土虛則木必乘之是補太陰尤必兼泄厥陰也夫脾為陰土所惡在濕所畏在肝取

厥化調代壇

並治胃古人治脾必兼胃昔恐胃氣不得下降脾氣不得上升胃不能游溢精氣脾即無所取資則轉無憑耳故每以白朮甘苦入脾之品燥濕溫中佐以厚朴之苦溫平胃理氣是補藏通府之法也肝為將軍之官凌犯中土是宜津之桂心辛甘泄肝之氣青皮苦酸瀉肝之血亦以酸相合是以化肝複以甘草緩肝之急監制破泄之品毋許過侵戟可力戰守兼施矣再合藿香之辛苓檳入脾絡炮姜之苦辛上行脾經半夏之辛滑下宣脾氣其上下左右升降浮沉裡顛處總不外乎奠安

中土也脾氣固衰一如重帷峻垣狂飈可禦不畏夫風氣之流行矣金氣來復又得厚朴半夏瀉肺氣之有餘不用苦寒戕土即內經云以平為期不可太過之義也是方獨不用薑棗以脾之氣分受邪無藉大棗入營之品且畏薑之峻補肝所錦心妙諦豈語言能推贊者哉

[illegible]代[illegible]代壇

六庚年牛膝木瓜湯

歲金太過燥氣流行肝木受邪民病兩脇下少腹痛目赤痛眥瘍耳無聞體重煩冤胷痛引背兩脇滿痛引少腹甚則喘欬逆氣肩背痛尻陰股膝髀腨䯒足皆痛病反暴痛胠脇不可反側欬逆甚而血溢太衝絕者死不治

牛膝　木瓜各一錢　白芍　杜仲　杞子　松節

菟絲子　天麻各七分半　甘草五分　生姜三片　大棗二枚

繆問曰此治歲金太過肝木受邪之方也夫金性至剛

善必凌木民病脇與少腹痛目赤痛皆瘍耳不聞胸背少腹痛非肝木乎金過而不節胡上下諸痛悉見耶蓋金者主氣與聲也肺氣逆行上蒙清竅耳乃無聞肝為血臟之會火復陰傷不獲榮養以體膚見諸痛其用藥之例補肝之血可以從酸補肝之氣必不從辛矣何則酸可育肝之陰辛則耗肝之氣故用白芍補厥陰之陰且制肺金之横杜仲養氣以之焦自無辛烈之偏同為氣血交補之義乃重取肝陰異為有見至松節通利血中之濕且止關節諸疼牛膝兔絲益肝潤

虞化頭伏壇

下複以枸杞、甘平潤肺不用瀉金而金、自寧此則柔剋
之、去也合之木瓜舒筋天麻熄風牛膝達下廣、思周密
雖有上、氣來復喘欬氣、上總可無憂矣

六辛年　五味子湯

歲水不及濕乃大行民病腹滿身重濡泄寒瘍流水
腰股發痛膕腨股膝不便煩寃足痿清厥脚下痛甚則跗
腫寒疾於下面色時變筋骨併辟肉瞤目視䀮䀮肌肉胗
發氣并隔中痛于心腹

五味子　炮附子　巴戟　鹿茸　山萸

熟地　杜仲炒各不　乾姜七分　鹽少許

繆問曰辛年主病身重濡泄寒瘍足痿清厥等症皆涸流之紀腎虛受濕也然而滲濕則傷陰風藥性燥益耗氣二者均犯虛虛之戒且腎中之陽弱少火生化之權則濡瀉肌肉失溫煦之運濕乃着而不流入氣分則為身重入血分則為寒瘍腎中之陰弱則痿痹而煩冤即內經之內舍腰脊外舍谿谷皆濕之為害也故以單刀直入之附子急助腎陽遍走經絡祛逐霾陰破竹之勢非他藥而可及者佐以熟地甘苦

變化辨化壇

以下之味填補腎陰五味之酸斂收陰陽二氣于坎中固護封蟄無遺憾矣巴戟甘溫入陰除痺有效鹿茸鹹溫補血益髓稱神精不足者補之以味是也爲水所復目視䀮䀮筋骨洴澼肝虛可知肝欲辛補以杜仲之辛肝欲酸與以萸肉之酸濇二藥並行能除濕痺而利關節補肝即所以益腎又子可能令母實之義非獨治其來復也

六壬年茯苓湯

歲木太過風氣流行脾土受邪民病飧泄食減體重煩寃腸鳴腹滿甚則忽忽善怒眩冒巔疾脇痛而嘔吐衝陽絶者不治

茯苓　白术　厚朴　青皮　炮姜　半夏　草菓　甘草各一錢　姜三片　棗二枚

繆問曰是方治發生之紀風氣流行脾土受邪之劑也民病飧泄食減体重煩寃腸鳴腹滿甚則忽忽善怒肝木乘脾極而入是當用寔脾之法以為根本之地夫風淫

廣化頤化壇

所勝治以苦甘白朮甘草一苦一甘補脾之體佐以草菓厚朴辛以消滯以宣脾之用健運不衍臟府交賴矣然又恐濕補而不去其害亦非法程臣以小茯苓半夏通利陽明袪無形之邪導之從小便而達坤土資辛淡之品顯以乃行治脾之法盡乎此矣但風濕所勝宜稍犯之青皮之酸甘草之甘所謂以酸瀉之以甘緩之不入血分顧慮臟陰合之炮姜焦苦醒脾上以制全土之水復泄之緩之已具治于諸品姜棗調營益衛治中可需信乎絲絲入扣之方也

六癸年黄芪茯神湯

歲火不及寒乃大行民病胸中痛脇支滿兩脇痛膺背肩胛間及兩臂內痛鬱冒矇昧心痛暴瘖胸腹大脇下與腰背相引而痛甚則屈不能伸髖髀如別復則病鶩溏腹滿食飲不下寒中腸鳴泄注腹痛暴攣痿痺足不任身

黄芪　茯神　遠志　紫河車　米炒　各不

生薑三片　大棗二枚

繆問曰按六癸之年其藏爲心其發爲痛揆厥病情

廣化湖化壇

無一非心血之不足之見端蓋心爲生血之藏血足則養
營百骸不足則病多傍見如胃脇肩臂胷背之痛甚
則屈不能伸是也再按心脈臂之絡貫臑少海諸穴咸
系于心方用河車甘醎之品（以用情節大補[illegible]心血以代[illegible]）急以益其心之血更借遠志辛
能達下挈離入坎以育心之神簡而該切而當天然土氣
炙後足亦妨心之大敵也傳曰欲將取之必先與之黄
蓍炭米甘淡悦脾而黄炭走而有止痛之功炭米舒筋
有治痿之效是與之爲彼用者足借之以自庇也要之氣
交之病多屬藏氣受犯非如六府之可瀉即或稍犯亦只

可太過天干十方具本此系特為拈出可為世之
操及着頂門下一針矣

六氣論原叙

以下地支六方

夫陰陽升降司天在泉上下有位有左右有紀地理之應標本不同氣應異象逆順變生太過不及悉令病入世謂之時氣者皆天之氣遲動之所為也令能知地理本氣然後以天氣加臨為標有勝有復隨氣主治悉見病原矣

論正陽湯

子午之歲少陰司天陽明在泉　氣化運行先天民病關節禁固腰痛氣鬱而熱小便淋目赤心痛寒熱更作咳嗽鼽衄嗌乾飲發黃疸喘甚下連小腹而作寒中宜正陽湯　白薇　玄參　川芎　桑白皮　當歸

白芍　旋覆花　炙甘草各一　生姜五片

初之氣太陽加臨厥陰主春分前六十日有奇民反周密關節禁固腰脽中痛外瘡瘍　加棗仁　升麻

二之氣厥陰加臨少陰主春分後六十日有奇民病淋目

瞋目赤氣鬱於上而熱　加車前　茯苓
三之氣少陰加臨少陽主夏至前後各三十日有奇民
病氣厥心痛寒熱更作喘欬目赤　加麻仁　杏仁
四之氣太陰加臨太陰主秋分前六十日有奇民病寒熱
嗌乾黃疸鼽衄吐飲發　加荊芥　茵陳
五之氣少陽加臨陽明主秋分後六十日有奇民乃康
其病溫烝伏于春蒸發依正方
六之氣陽明加臨太陽主冬至前後各三十日有奇民
病腫於上欬喘甚則血溢病生皮腠內舍于心下連少腹而

廣化城付增

作寒中　　於蘇子

經問曰少陰司天之歲經謂熱病生于上清病生于下水火寒熱持于氣交民病欬血溢目泄目赤心痛等症寒熱交爭之歲也夫熱為火性寒屬金體用藥之權當辛溫以和其寒酸苦以泄其熱不致偏寒偏熱斯為得耳當歸苦溫可升可降止諸血之妄行除咳突痛以補少陰之陰川芎辛溫主一切血治風痰飲發如神元參苦鹹色走腎而味走心本經稱其寒熱積聚咸宜三藥本內經鹹以軟之而調其上之法也桑皮甘寒

悅肺芍藥酸以益肺旋覆重以鎮逆內經所謂酸以收之而安其下之義也白薇和寒熱有維持上下之功以姜甘草一散一和上熱下清之疾胥愈矣初之氣加棗仁之苦溫升麻之苦寒以利其氣鬱氣利則諸痛自止二之氣加車前以明目茯苓以通淋三之氣加麻杏二味一以開肺一以潤燥四之氣加荊芥入木泄火止妄行之血茵陳入土止濕熱之黃五之氣下疾溢依正方終之氣加蘇子以下氣傳曰剛克柔克斯道之權衡也

論備化湯

丑未之歲太陰司天太陽在泉　氣化運行後天
民病關節不利筋脉痿弱或溼癘盛行遠近咸若或
胸腸不利甚則浮腫寒瘧血溢腰脽痛　宜備化湯
木瓜　茯神各一錢　牛膝酒炒　附子各一錢七分　熟地
覆盆子各一錢　甘草七分　姜五片
初之氣厥陰加臨厥陰主春分前六十日有奇民病血溢
筋絡拘強關節不利身重筋痿　依正方
二之氣少陰加臨少陰主春分後六十日有奇民迴如其病

瘟癘大行遠近咸若　去附子　加防風　天麻

三之氣太陰加臨少陽主夏至前後各三十日有奇民

病身重胕腫胸腹滿去烏桂附　加澤瀉

四之氣少陽加臨太陰主秋分前六十日有奇民病腠理

熱血暴溢心腹滿熱臚脹甚則胕腫　依正方

五之氣陽明加臨陽明主秋分後六十日有奇民病皮膚中[illegible]

依正方

終之氣太陽加臨太陽主冬至前後各三十日有奇民病

關節禁固腰脽(膝)痛　依正方

歲也謂也歲

[illegible]

繆問曰丑未之歲陰專其令陽氣退避民病腹脹跗腫血溢寒熱等症寒濕合邪可知夫寒則太陽之氣不行濕則太陰之氣不運君以附子大熱之品通行上下逐濕除寒但陰[illegible]則陽宜伸濕中之火逼血上行佐以生[illegible]騰之血并以制附子之剛覆盆味甘平補虛續絶強陽益陰牛膝木瓜治攣節諸痛皆經所謂贊其陽火令禦其寒之[illegible]要法也茯苓防滿和中生姜甘草辛甘溫土且兼以制[illegible]之臟腸甘草可緩附子之傷陰謂非有制之師耶初之氣依正方二之氣病瘧（疫）去附子加防風甘溫散邪天麻熄風三之氣病腫滿加澤瀉逐三焦之[illegible]

之氣五之炁終之炁俱正方抑其太過扶其不足順時而定之

按炁以推非深心于陰陽之源[illegible]工劣何足以語此

長巳[illegible]之[illegible]

論升明湯

寅申之歲少陽司天厥陰在泉　氣化運行先天民病寒鬱熱血溢目赤咳逆頭疼嘔吐胸臆不利躁渴聾瞑身重心痛瘡瘍煩躁宜升明湯

紫檀　車前子　炒青皮　半夏

棗仁　薔薇　甘草各一錢　薑五片

初之氣少陰加臨厥陰主春分前六十日有奇溫病乃起其病氣怫于上血溢目赤欬逆頭痛血崩脇滿膚腠中瘡　加白薇　元參

二之炁太陰加臨少陰主春分後六十日有奇民廼和其病熱鬱于上欬逆嘔吐瘡發於中胷嗌不利頭痛身熱昏憒膿瘡　加丁香

三之炁少陽加臨少陽主夏至前後各三十日有奇民病熱中聾瞑血溢膿瘡咳逆鼽衄渴嚏欠喉痺目赤善暴死　加赤芍　漏蘆　升麻

四之炁陽明加臨太陰主秋分前六十日有奇民氣和平其病中滿身重　加茯苓

五之炁太陽加臨陽明主秋分後六十日有奇民避寒邪

君子周密　依正

六之氣厥陰加臨太陽主冬至前後各三十日有奇民病

關閉不禁心腹痛陽氣不藏而嗽　加五味子

繆問曰是歲上為相火下爲風木經謂風熱參布雲物

沸騰正民病火淫風勝之會也棗仁味酸平本經稱其治

心腹寒熱邪結熱閉則補肝陰生用則清肝熱君之以

泄少陽之火佐以車前之甘寒以專瀉肝家風熱上治在天

之因下療在泉之疾一火一風咸賴以耳紫菀為東南間

色寒能勝火鹹足柔肝又上下並持之聖藥也鳳刃二人

害及陽明嘔吐血溢但肝木沖胃所致當歲為湯
專藥味苦性冷除風熱而散瘡瘍兼清五臟客熱
合之青皮半夏生薑平肝和胃散逆止嘔甘草緩肝
之急能瀉諸火理法兼備之方也是年藥例宜鹹宜
辛宜酸鹹從水化則勝火辛從金化則平肝風火相煽
尤賴酸以收之即令所謂瀉之泄之清之發之也瀉之利小
便泄之通大腸潰之是行水發之是出汗平之數者所能毀
不入矣初之氣少陰加厥陰候迺入溫病溫血溢血崩咳
逆頭痛胸滿瘡瘍故加白薇苦鹹之品主風溫灼熱口

清血分之邪元參苦寒以除血分之熱二之氣太陰加少陰民病熱鬱嘔吐胸臆不利身熱膿瘡加丁香醒脾止吐三之氣少陽加少陽民病熱中乾嘔吸血聾瞑目赤喉痹善驚元加赤芍酸寒以清血分之熱漏蘆鹹寒以清氣分之邪蓋漏蘆能通小腸消熱毒且治目赤也升麻升散火邪四之氣陽明加太陰民病腹滿身重加茯苓利濕泄滿五之氣太陽加陽明不用加減六之氣厥陰加太陽陽氣不藏而咳加五味之酸以斂之

三應司天方 下

論審平湯

卯酉之歲陽明司天少陰在泉　氣化運行後天民病
中熱面腫鼽嚏小便赤黃甚則淋或癘氣行善仆振慄譫
妄寒瘧癰腫脹便血

遠志　紫檀香各一兩五錢　天門冬　山茱萸各一兩二錢半　白朮
白芍　甘草各下　姜五片

初之氣太陰加臨厥陰主春分前六十日有奇病〻熱
面目浮腫善眠鼽衄嚏欠嘔小便赤黃甚則淋
加茯苓　半兩　紫蘇

厥什武什

二之氣少陽加少陰，主春分後六十日有奇，病大至，乙苦口瘡

疕　加白薇　元參

三之氣陽明加臨少陽，主夏至前後各三十日有奇，民乙洩

熱病冷逆　去白朮　遠志　萸肉　加丹參　車前

四之氣太陽加臨太陰，主秋分前六十日有奇，民病暴仆

振慄譫妄，少氣嗌乾，引飲，及為心痛，癰腫瘡瘍寒

瘧骨痿血便　加棗仁　車前子

五之氣厥陰加臨陽明，主秋分後六十日有奇，民氣和熱行

面浮　依正方

終之氣少陰（陰）加臨太陽之冬〻至前後冬三〻〻有之〻民反康

其病濕伏于春〻必發依正方

繆問曰陽明司天陽崇其〻令炎暑大行〻民見諸病莫非

金燥〻火烈見端治宜以鹹〻以治〻以辛鹹〻以抑火辛苦助金

故君以天冬苦平濡潤化燥抑陽士〻人稱其治血妄行〻能利

小便又為肺家專藥有通上徹下之功金不務德則肝必受

戕萸〻肉補肝之陽白芍補肝之陰但〻火位乎下勢必上〻乃助

燥滋虐為害尤烈妙在遠志辛以益腎〻能導君火下行佐

以紫菀之鹹以養心營〻且制陽光上僭面腫便〻赤等症右〻不

廣化刻化增

愈若參甘草潤脾瀉心運氣交賴力能大緩諸火佐以朮以殺
津合生姜以散火配合氣味之妙有非筆舌所能喻普初
之氣濕土加風木面浮嘔吐加茯苓半夏利水和脾紫菀補心
益氣二之氣相火加君火病寒熱善暴死加白薇之苦鹹以治寒
熱元參之苦寒以泄三焦之火三之氣燥金加相火燥熱相合故去
白朮之燥遠志之破泄萸肉二雍陽加丹參之苦寒以治寒熱
佐以車前益腎導火四之氣寒水加濕土病譫妄少氣骨痿
等症加棗仁入心以育神車前入腎以治痿五之氣終之氣俱
不用加減成法可稽矣

論靜順湯

辰戌之歲太陽司天太陰在泉　氣化運行先天民病身熱頭痛嘔吐氣鬱中滿瞀悶足痿少氣注下赤白肌腠瘡瘍發癰疽

白茯苓　木瓜各不七分　炮附子　牛膝各不　防風　訶子　炮乾薑　甘艸炙各七分半

初之氣少陽加臨厥陰主春分前六十日有奇民乃癘溫病乃作身熱頭痛嘔吐肌腠瘡瘍　去附子　加枸杞

二之氣陽明加臨少陰主春分後六十日有奇民病氣鬱

[illegible]

中滿 頭痛 仍加附子

三之氣太陽加臨少陽主夏至前後合三十日有奇民病寒

反熱中癰疽注下心熱瞀悶 吐利不治 去姜附木瓜

加人參 枸杞 地榆 [illegible] 白芷

四之氣厥陰加臨太陰主秋分前六十日有奇病大熱少氣

肌肉痿足痿注下赤白 血滯成瘧 加石榴皮

五之氣少陰加臨陽明主秋分後六十日有奇民 血熱妄行 瘧疾上逆 延舒 依正方

終之氣太陰加臨太陽主冬至前後各三十日有奇民悽慘

孕死 脾濕 注瘧 去牛膝 加當歸 白芍 阿膠

繆問曰太陽司天之歲寒臨太虛陽氣不令正民病寒濕之會也防風通行十二經合附子以逐表裏之寒濕即以溫太陽之經木瓜味酸可入脾之血分合炮薑以煦太陰之陽茯苓牛膝導附子專達下焦甘草防風引炮薑上行脾土複以訶子之酸溫醒脾助胃之運且賴斂攝肺金恐辛熱之僭上刑金也初之氣相火加臨風木故去附子之熱加枸杞之養陰二之氣燥金加君火大涼反至故仍加附子以禦寒三之氣寒水加相火民病寒反熱中癰疽注下不宜酸溫益火故去姜附木瓜熱傷氣加人參以益氣熱傷血加地榆以涼血枸杞

[illegible]

益智生姜悅衛白芷以散外瘍四之氣風木加濕土風濕交爭民病足痿痢下赤白加石榴皮甘酸溫澁且治以筋骨腰腳攣痛并主注下赤白五之氣君火加燥金民乃舒舒之爲言徐也無有他害故正方終之氣濕土加寒水民病慘悽一陽內伏津液爲傷去牛膝破血之品加歸芍入肝以致津阿膠入腎以致液絲絲入蔻庸謂司天之方不可爲訓究耳

敷和湯

巳亥之歲厥陰司天少陽在泉　氣化運行後天民病中熱而反右脇下寒耳鳴掉眩燥濕相勝黄疸浮腫時作温癘

半夏　五味子　枳實　茯苓　訶子　炮乾薑
陳皮　甘草炙各一錢　棗仁　棗子二枚

初之氣陽明加臨厥陰主春分前六十日有奇民病寒滯于右脇脾胃壅

加牛蒡子

二之氣太陽加臨少陰主春分後六十日有奇民病熱于中

加麥冬　山藥

三之氣厥陰加臨少陽主夏至前後各三十日有奇民病淚出耳鳴掉眩　加紫菀

四之氣少陰加臨太陰主秋分前六十日有奇民病黃疸衄為胕腫（受邪）　加澤瀉　山梔

五之氣太陰加臨陽明主秋分後六十日有奇寒氣及體（痂風肺燥）　依正方

終之氣少陽加臨太陽主冬至前後各三十日有奇人乃舒其病瘟癘　依正方

繆問曰風木主歲經謂熱病行於下風病行於上風燥勝復刑于中濕化乃行治宜辛以調其上鹹以調其下蓋辛

從金化能制厥陰醎從水化能平相火揆厥病機或熱或寒耳鳴浮腫掉眩瘟癘病非一端方如龐雜然其用藥之妙非具卓識何從措手哉此方是配合氣味論其氣則寒熱兼施論其則辛酸醎合用有補亦有瀉寔其大要不過瀉火平木而已半夏辛能潤下合茯苓之淡滲祛濕除黃棗仁生用能瀉相火甘草功緩厥陰風在上以甘酸泄之火在下以五味之醎以制之別錄載五味有除熱之文非人語也炮姜溫右腎之冷枳寔泄脾臟之濕橘皮訶子醒胃況脾無邪不治矣初氣燥金加風木病右脇下寒加牛蒡

廣化蚪化壇

辛平潤肺導炮姜至右脇以散其寒二氣寒水加君火民病熱中加麦冬以和陽山藥以益之三氣風木加相火民病泣出耳鳴掉眩木邪內肆也加紫菀清金平之以氣君火加濕土民病黃疸胕腫加澤瀉以逐濕山梔以清濕中之熱五氣終氣並從本方

附圖說

五運圖

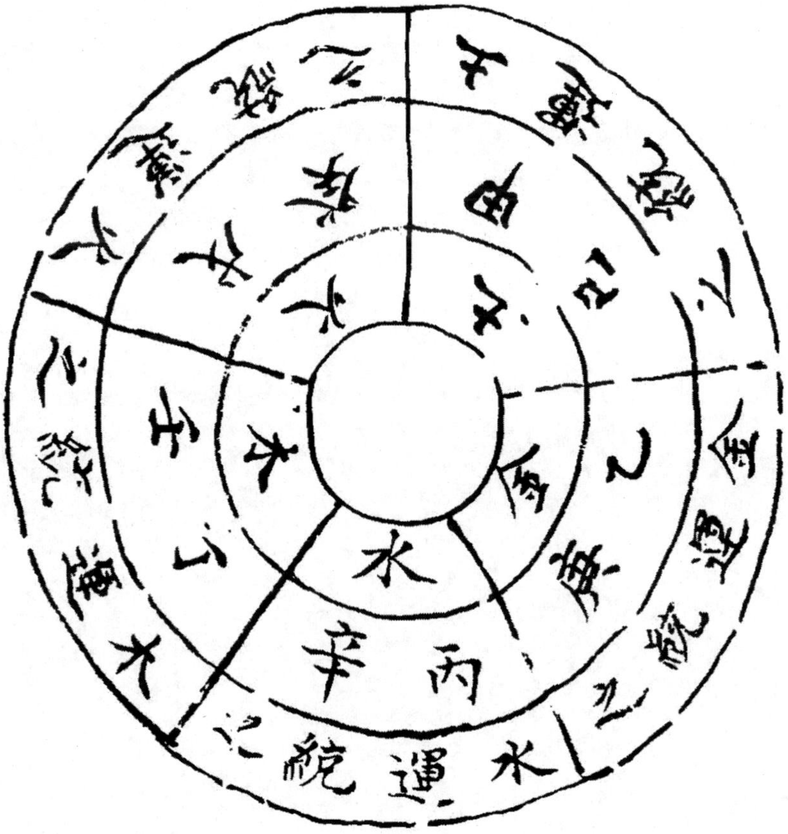

天下取運逢六而合如甲巳合化土是也餘倣此

五運主運圖

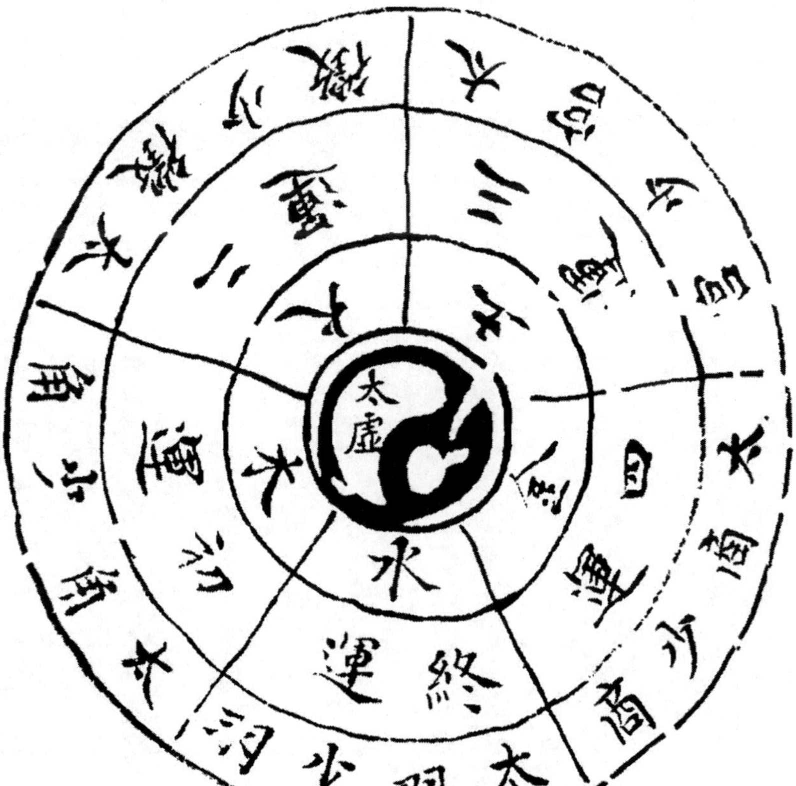

初運大寒日交二運春分後十三日交三運芒種後十日交四運處暑後十日交終運立冬後四日交

天地六氣之圖

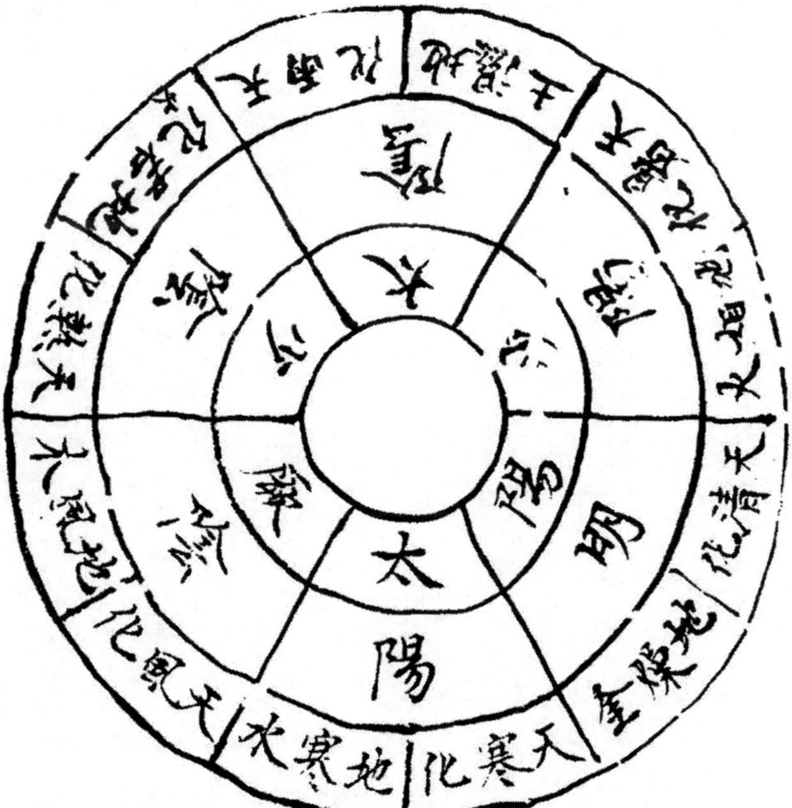

經云五運陰陽者天地之道也在天爲氣在地成形形氣相感而化生萬物司天主上在泉主下左右四間各有專主加臨勝復疾病生焉

六氣主氣圖

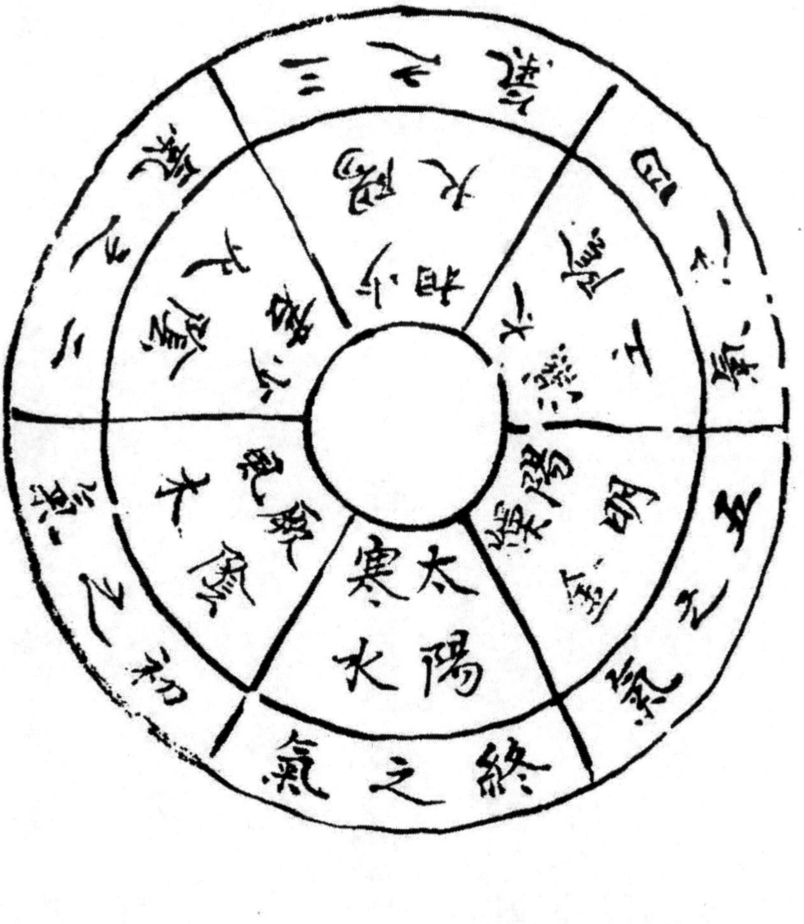

地支取氣地氣靜而守位爲歲歲之常木爲初之氣主春分前六十日有奇君火爲二之氣主春分後六十日有奇相火爲三之氣主夏至前後各三十日有奇土爲四之氣主秋分前六十日有奇金爲五之氣主秋分後六十日有奇水爲終之氣主冬至前後各三十日有奇

二十四氣圖

巳 立夏 小滿	午 芒種 夏至	未 小暑 大暑	申 立秋 處暑
辰 清明 穀雨			酉 白露 秋分
卯 驚蟄 春分			戌 寒露 霜降
寅 立春 雨水	丑 小寒 大寒	子 大雪 冬至	亥 立冬 小雪

經曰五日謂之候三候謂之氣六氣謂之時四時謂之歲三候成一氣即十五日也三氣成一節謂立春春分立夏夏至立秋秋分立冬冬至此八節也二八二十四氣而分四時一歲成矣春秋言分者陰陽寒暄之氣至此而分冬夏言至至者陰陽之氣至此而極也

逐年客氣之圖

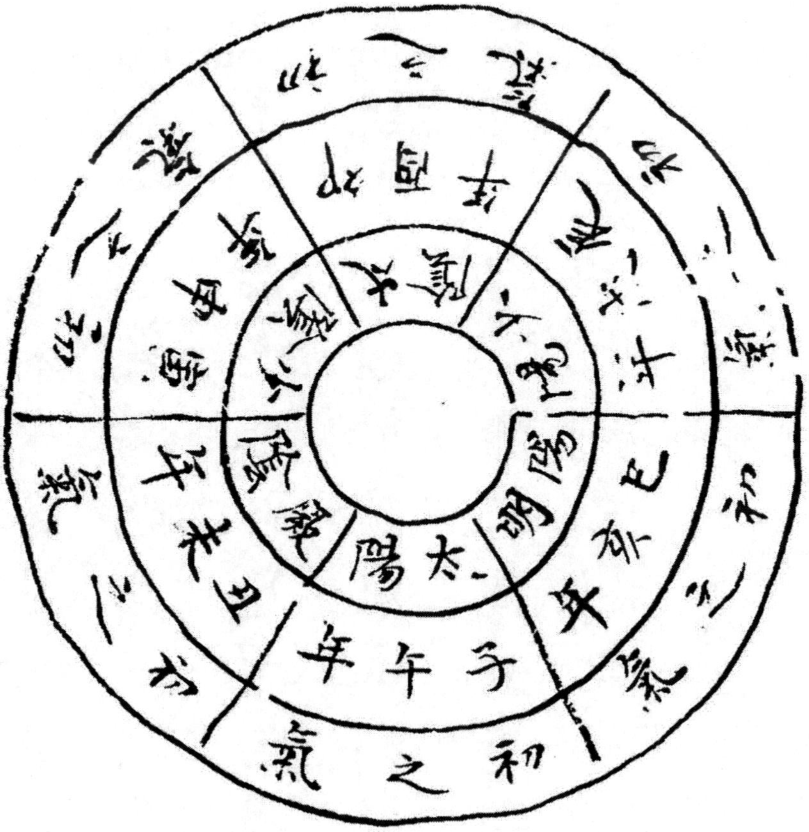

此逐年客氣也主氣厥陰爲初之氣少陰爲二之氣太陰爲三之氣少陽爲四之氣陽明爲五之氣太陽爲終之氣此六氣之下動者也照此圖算客氣如巳亥之年初之氣陽明燥金加臨厥陰風木則二之氣太陽寒水加臨少陰君火依次推之便知客氣之逐步遷移矣客氣尅主則甚主氣尅客則微

司天在泉間氣圖

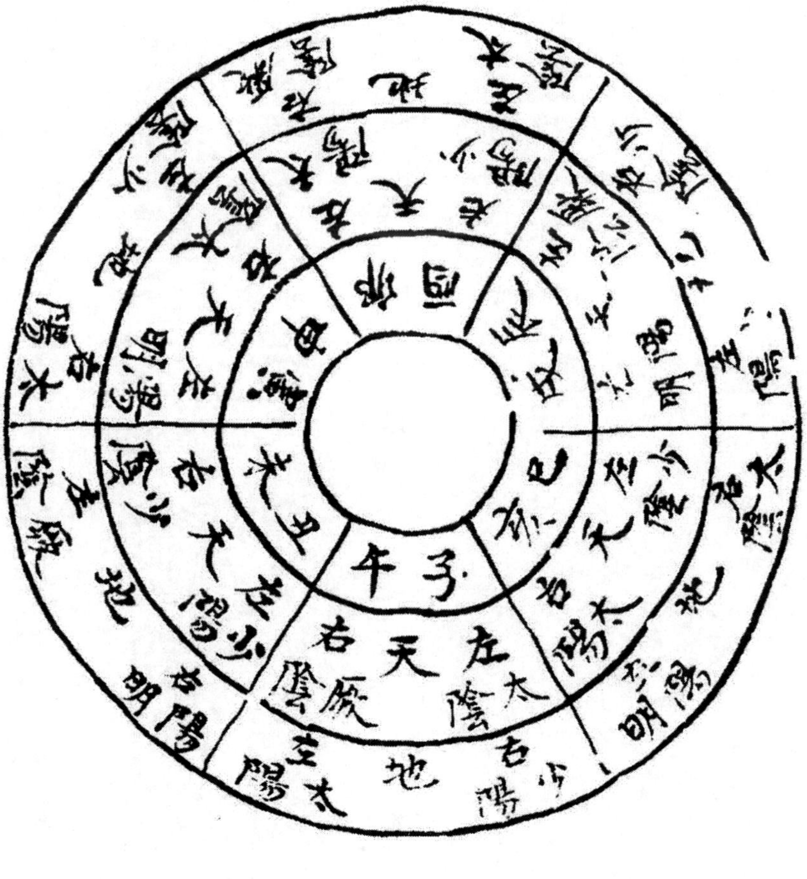

天之氣逆行故圖中凡言天者以右爲左地順行故凡言地者皆照順行法每年地之左間爲初之氣天之右間爲二之氣司天爲三之氣天之左間爲四之氣地之右間爲五之氣在泉爲終之氣一定不易者也

天符圖

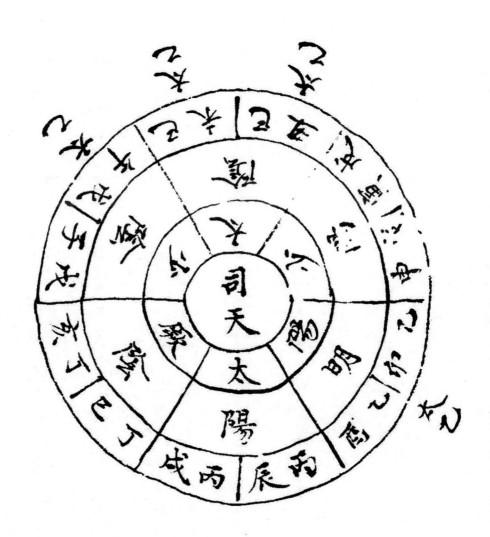

天符者中運與司天相符也如丁年木運上見厥陰司天即丁巳之類共十二年〇太乙天符者如戊午年年以火運火支又見少陰君火司天三合爲治共四年

歲會之圖

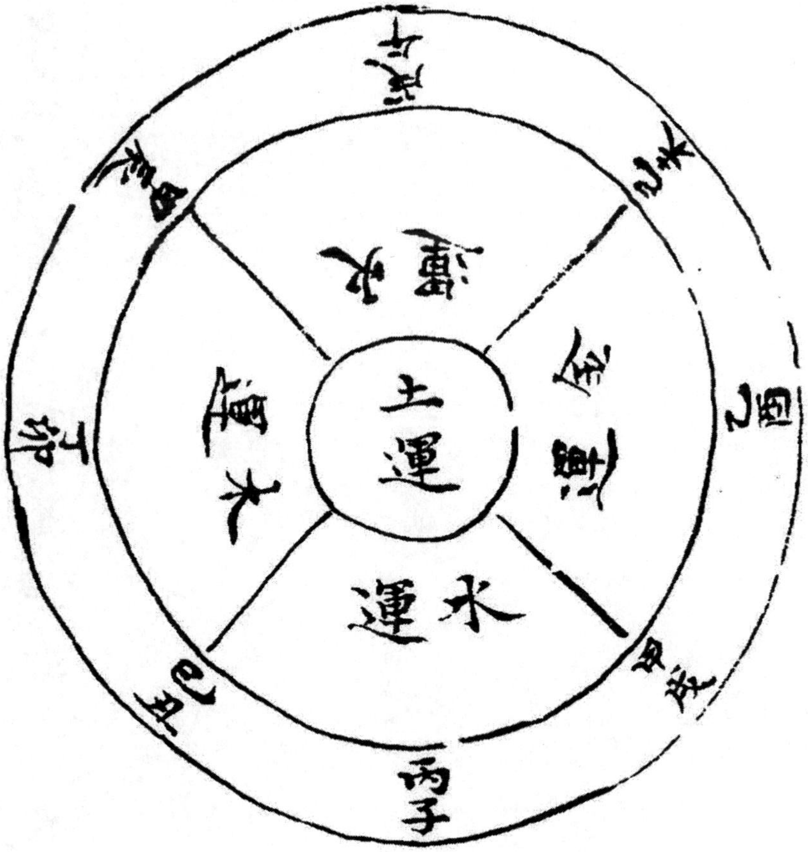

歲會者中運與年支同氣化如木運臨卯火運臨干
之類共八年

同天符同歲符圖

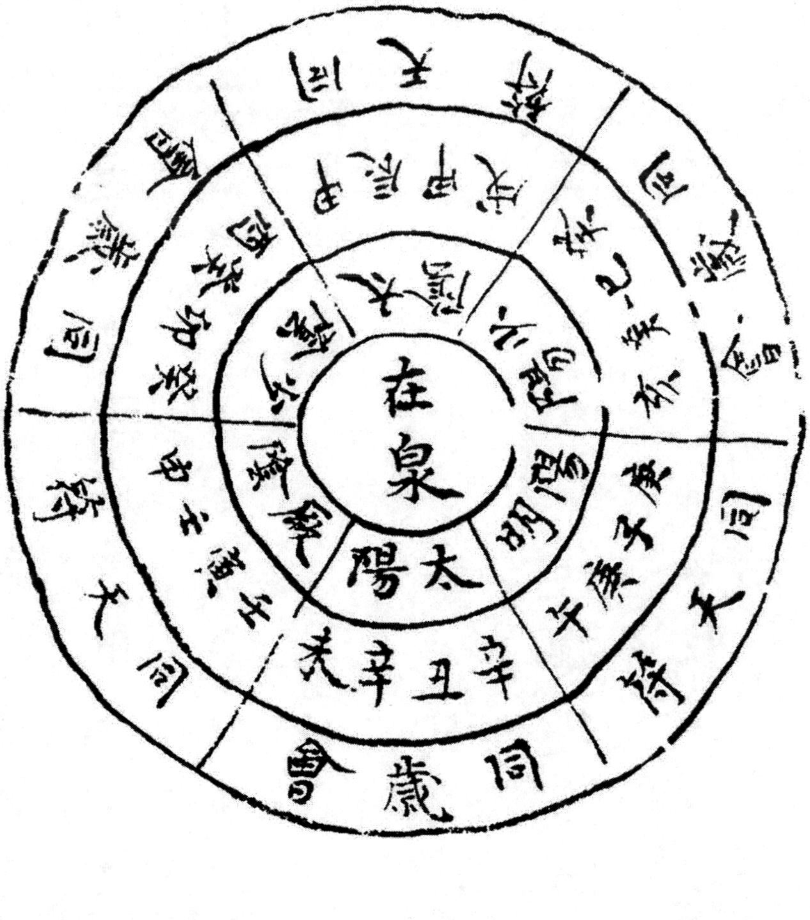

凡中運與在泉合其氣化陽年曰同天符陰年曰同歲會如甲辰年陽土運而太陰在泉則爲同天符癸卯年陰火運而少陰在泉則曰同歲會共十二年遇而氣同則平遇而氣異則逆

運氣六十年內有天符十二年歲會八年同天符六年同歲會天符二年同歲會六年太乙天符四年支德符四年順化運十二年天刑運十年小逆運十二年不和運十二年圖不備載

五運太少齊兼化圖

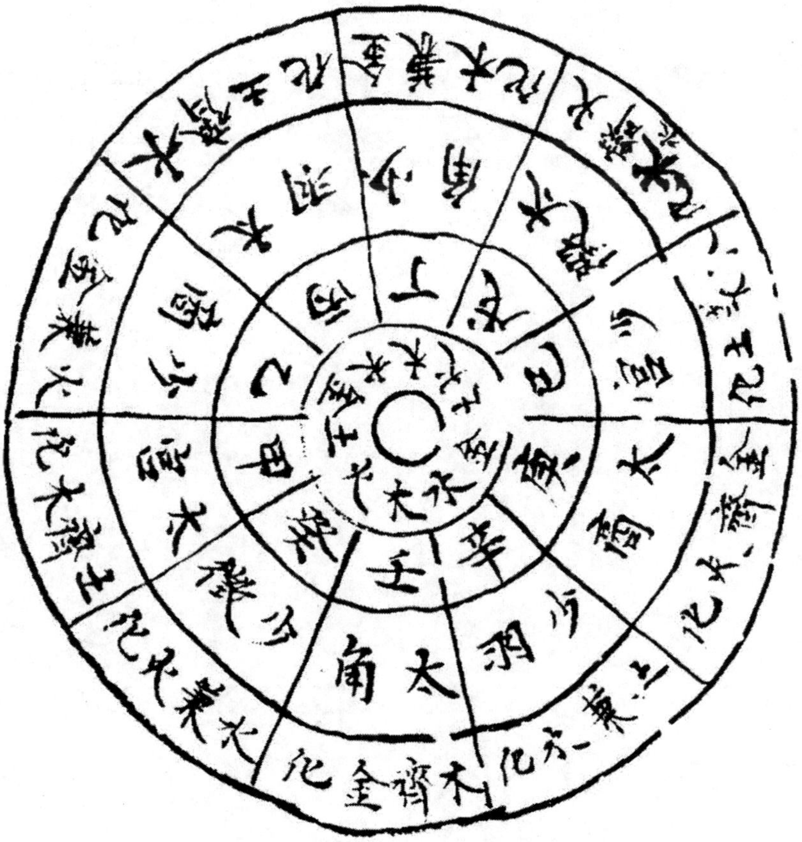

十干以甲丙戊庚壬爲陽乙丁己辛癸爲陰陽年爲太過陰年爲不及五音遇陽曰太遇陰曰少宮商角徵羽所以有太少之分也太角六壬年也太徵六戊年也太宮六甲年也太商六庚年也太羽六丙年也五運各統六年五六得三十陽年也少角六丁年也少徵六癸年也少宮六己年也少商六乙年也少羽六辛年也五運亦各主六年乃三十陰年也然君火相火寒水常爲陽年司天濕土燥金風木常爲陰年

司天其五太五少所紀不同者蓋遇不遇故然也凡木運太角歲曰發生即太過少角歲曰委和即不及正角歲曰敷和即平氣火運太徵歲曰赫曦則太過少徵歲曰伏明則不及正徵歲曰升明則平氣土運太宮歲曰敦阜是太過少宮歲曰卑監是不及正宮歲曰備化是平氣金運太商歲曰堅成爲太過少商歲曰從革爲不及正商歲曰審平爲平氣水運太羽歲曰流衍乃太過少羽歲曰 涸流爲不及 正羽歲曰

靜順乃平氣也○圖中齊化者凡陽年太過則爲我旺尚遇尅我之氣設有不能勝我者我得而齊之如戊運水司天上羽同正徵是以火齊水也庚運火司天上徵同正商是以金齊火也○兼化者凡陰年不及則爲我弱則勝我者來兼我化以强兼弱也如巳運木司天上角同正角是以木兼土也辛運土司天上宮同正宮是以土兼水也丁運金同天上商同正商是以金兼木也讀内經而不知齊化兼化如遇上

角同正角等語真不讎所謂矣宜閱者棄之如遺也以上凡言上者司天也凡正商土宮之類者乃五運之平氣爲正也凡言太少則非平氣而有過不及之分矣

南北政之圖

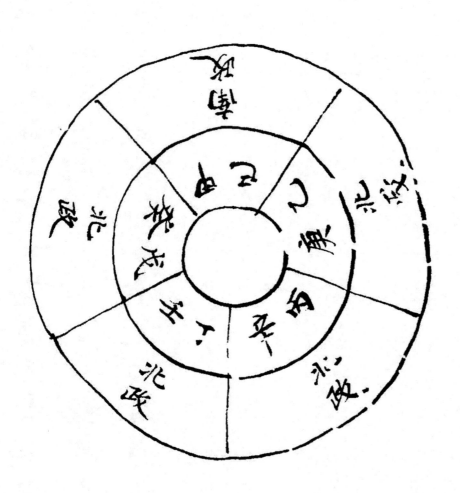

土爲萬物之母故甲己獨爲南政也脉當各有不應不當應而應者謂之陰陽交尺寸者斯爲害矣曰南政之年司天在上在泉在下北政之歲在泉應上司天應下八氣亦應之

司天在泉脉不應攷

南政之歲君火在上則上不應在下則下不應北政之歲君火在上則下不應在下則上不應在左則右不應在右則左不應當沉而浮當浮而沉也

甲己之歲土運面南寸在南而尺在北少陰司天兩寸不應少陰在泉兩尺不應乙丙丁戊庚辛壬癸之歲四運面北則寸在北而尺在南少陰司天兩尺不應少陰在泉兩寸不應乃以南爲上北爲下少陰主兩寸尺厥陰司天在泉則右不應太陰司天在泉則左不應若覆其手診之則沉反爲浮細反爲大也

客有問余曰司天干六方板方也病變百出而僅寥寥數方統治多病毋乃嫌其隘乎余曰子未讀內經耶司天在泉內經另爲立論專治氣交之病其教人致治之法論天之氣寒熱溫凉論地之味辛苦甘鹹酸淡平其主客之勝復已覺游刃有餘入理深談是不可以多寡計也昔陳青田先生會內經之旨參天之理盡地之義製支干一十六方以示來學用之得當如鼓應桴代有哲人論及司天皆無所發明致治

之理使學者不欲卒讀使舍是方何所式宗哉自有內經以來開千古不傳之秘惟此支干十六方推而廣之存乎其人耳滑伯仁云不明五運六氣檢盡方書何濟其推重司天不綦重耶吾師論成爰書此以附其末

聯

外經微言九卷

原題岐伯天師傳〔清〕陳士鐸撰
清嘉慶二十年（一八一五）抄本

外經微言九卷

本書爲中醫基礎理論類著作。岐伯爲上古傳説中偉大的醫學家，曾爲黄帝啓蒙之師，被尊爲『天師』。陳士鐸（約生於明天啓年間，卒於清康熙年間），字敬之，號遠公，别號朱華子，自號大雅堂主人，山陰（今浙江紹興）人。治病多奇中，著述頗豐。全書共九卷，每卷九篇，列有八十一篇。其中，第一卷論述養生、子嗣、壽夭、天癸等；第二卷論述經絡終始、標本順逆等；第三、四、五卷論述五行生克、臟腑氣化等；第六、七卷論述五運六氣、四時六氣等；第八卷論述傷寒、温疫等；第九卷論述陰陽寒熱等。每篇各有特色，如《順逆探原篇》提出了『服藥餌以生其津，慎吐納以添其液，慎勞逸以安其髓，節飲食以益其氣』的養生理論，與《黄帝内經》中提出的『食飲有節，起居有常，不妄作勞，形與神俱』的養生觀相似，但更加通俗易懂。《肺金篇》《肝木篇》《腎水篇》等十三篇提出五臟六腑的生克關係、宜忌常變的原理等，分别從不同的角度闡發《黄帝内經》臟腑學説理論，具有較高的學術和實用價值，進一步深化了中醫理論的臨床應用。

外經微言篇目

第一卷

第二卷

第五卷

第六卷

寒熱舒肝篇

外經微言一卷

岐伯天師傳

山陰陳士鐸號遠公 又號朱華子述

陰陽顛倒篇

黃帝聞廣成子窈窈冥冥之旨嘆廣成子之謂天矣退而夜思尚有未獲遣鬼臾區問于岐伯天 曰帝問至道于廣成子廣成子曰至道之精窈 冥冥至道之極昏昏默默無視無聽抱神以靜形將自正必靜必清無勞汝形無搖汝精無思慮營營乃可以長生 目無所見

耳無所聞心無所知汝神將守汝形形乃長生慎汝內閉汝外多知為敗我為汝遂于大明之上矣至彼至陽之原也為汝入于窈冥之門矣至彼至陰之原也天地有官陰陽有藏慎守汝身物將自壯我守其一以處其和故身可以不老也天師必知厥義幸明晰之歧伯稽首奏曰大哉言乎非吾聖帝安克闡至道哉帝明知故問豈欲傳旨于萬禩乎何心之仁也臣愚何足知之然仁聖明問敢備述以闡窈冥者陰陽之謂也昏默者內外之詞也視聽者耳目之語也至道無形而有形有形

而實無形無形藏于有形之中有形化于無形之内始能形與神全精與神合乎鬼臾區曰諾雖然師言微矣未及其妙也岐伯曰乾坤之道不外男女男女之道不外陰陽陰陽之道不外順逆順則生逆則死也陰陽之原即顛倒之術也世人皆順生不知順之有死皆逆死不知逆之有生故未老先衰矣廣成子之教示帝行顛倒之術也鬼臾區贊曰何言之神乎雖然請示其原岐伯曰顛倒之術即探陰陽之原乎窈冥之中有神也昏默之中有神也視聽之中有神也探其原而守神精不

揺矣探其原而保精神不馳矣精固神全形安能敝乎鬼臾區覆奏帝前帝曰俞哉載之外經傳示臣工使共聞至道同遊于無極之野也

陳士鐸曰此篇帝問而天師荅之乃首篇之論也問不止黄帝而荅止天師者帝引天師之論也帝非不知陰陽顛倒之術明知故亦欲盡人皆知廣成子之教也

順逆探原篇

伯高太師問于岐伯曰天師言顛倒之術即探陰陽之原也其旨奈何岐伯不答再問曰唯〻三問岐伯嘆曰吾不敢隱矣夫陰陽之原者即生尅之道也顛倒之術者即順逆之理也知顛倒之術即可知陰陽之原矣伯高曰陰陽不同也天之陰陽地之陽陰人身之陰陽男女之陰陽何以探之哉岐伯曰知其原亦何異哉伯高曰請顯言其原岐伯曰五行順生不生逆死不死生而不生者金生水而尅水〻生木而剋木〻生火而尅火

火生土而剋土，土生金而剋金，此害生于恩也。死而不死者，金剋木而生木，木剋土而生土，土剋水而生水，水剋火而生火，火剋金而生金，此仁生于義也。夫五行之順，相生而相剋；五行之逆，不剋而不生，逆之至者，順之至也。伯高曰：美哉言乎！然何以逆而順之也？岐伯曰：五行之順，得土而化；五行之逆，得土而神。土以合之，土以成之也。伯高曰：余知之矣。陰中有陽，殺之內以求生乎；陽中有陰，生之內以出死乎。余與帝同遊于無極之野也。岐伯曰：逆而順之，必先順而逆之，絕慾而毋為邪所侵也守神而毋為境所移也練氣而毋為物所誘也保精而毋為妖所耗也服藥餌以生其津慎吐納以添其液慎勞逸以安其髓節飲食以益其氣其庶幾乎伯高曰天師教我以原者全矣岐伯曰未也心死則身生死心之道即逆之之功也心過死則身亦不生生心之道又順之之功也順而不順始成逆而不逆乎伯高曰誌之矣敢忘秘誨哉

陳士鐸曰伯高之問亦有為之問也順中求逆逆處求順亦死尅之門也今素何求生於順乎於順處求

生不若於逆處求生之為得也

回天生育篇

雷公問曰：人生子嗣天命也，豈盡非人事乎？岐伯曰：天命居半，人事居半也。雷公曰：天可回乎？岐伯曰：天不可回，人事則可盡也。雷公曰：請言人事。岐伯曰：男子不能生子者病有九，女子不能生子者病有十也。雷公曰：請晰言之。岐伯曰：男子九病者，精寒也，精薄也，氣餒也，痰盛也，精濇也，相火過旺也，精不能射也，氣鬱也，天厭也。女子十病者，胞胎寒也，脾胃冷也，帶脈急也，肝氣鬱也，痰氣盛也，相火旺也，腎水衰也，任督病也，膀胱氣化不行也氣血虚而不能攝也雷公曰然則治之柰何岐伯曰精寒者温其火乎精薄者益其髓乎氣餒者壯其氣乎痰盛者消其涎乎精濇者順其水乎火旺者補其精乎精不能射者助其氣乎氣欝者舒其氣乎天厭者增其勢乎則男子無子而可以有子矣不可徒益其相火也胞胎冷者温其胞胎乎脾胃冷者煖其脾胃乎帶脉急者緩其帶脉乎肝氣欝者開其肝氣乎痰氣盛者消其痰氣乎相火旺者平其相火乎腎水衰者滋其腎水乎任督病者理其任督乎膀胱氣化不行者助其腎氣

以益膀胱乎氣血不能攝胎者益其氣血以攝胎乎則女子無子而可以有子矣不可徒治其胞胎也雷公曰天師之言真曰天之法也然用天師法男女仍不生子柰何岐伯曰必夫婦德行交虧也修德以宜男豈虛語哉

陳士鐸曰男無子有九女無子有十似乎女多於男也誰知男女皆一乎知不一而一者大約健其脾胃為主脾胃健而腎亦健矣何必分男女哉

天人壽夭篇

伯高太師問岐伯曰余聞形有緩急氣有盛衰骨有大小肉有堅脆皮有厚薄可分壽夭然乎岐伯曰人有形則有氣有氣則有骨有骨則有肉有肉則有皮形必與氣相合也皮必與肉相稱也氣血經絡必與形相配也形充而皮膚緩者壽形充而皮膚急者夭形充而脉堅大者氣血之順也順則壽形充而脉小弱者氣血之衰也衰則危形充而顴不起者肉勝于骨也骨大則壽骨小則夭形充而大肉䐃堅有分理者皮勝于肉也肉疎

則夭肉堅則壽形充而大肉無分理者皮僅包乎肉也肉厚壽肉脆夭此天生人不可強也故見則定人壽夭郎可測人生死矣少師問曰誠若師言人之壽夭天定之矣無豫于人乎岐伯曰壽夭定于天挽回天命者人也壽夭聽于天戕賊其形骸瀉泄其精髓耗散其氣血不必至天數而先夭者天不任咎也少師曰天可回乎岐伯曰天不可回而天可節也節天之有餘補人之不足不亦善全其天命乎伯高太師聞之曰岐天師真善言天也世人賊天之不足烏能留人之有餘哉少師曰

伯高非知在人之天者乎？在天之天難回也，在人之天易延也，吾亦修吾之天以全天命乎。

陳遠公曰：天之天難延，人之天易延，亦訓世延人之天也。伯高之論，因天師之教而推廣之，不可重天師而重伯高也。

命根養生篇

伯高太師復問岐伯曰養生之道可得聞乎岐伯曰愚何足以知之伯高再問岐伯曰人生天地之中不能與天地並久者不體天地之道也天錫人以長生之命地錫人以長生之根天地錫人以命根者父母予之也合父母之精以生人之身則精即人之命根也魂魄藏于精之中魂屬陽魄屬陰魂趨生魄趨死夫魂魄皆神也凡人皆有神內存則生外遊則死魂最善遊由于心之不寂也廣成子謂抱神以靜者正抱心而同寂也伯高

曰夫精者非腎中之水乎水性主動心之不寂者不由于腎之不靜乎岐伯曰腎水之中有真火在焉水欲下而火欲升此精之所以不靜也精一動而心搖搖矣然而制精之不動仍在心之寂也伯高曰吾心寂矣腎之精欲動柰何岐伯曰水火原相須也無火則水不安無水則火亦不安制心而精動者由于腎水之涸也補先天之水以濟心則精不動而心易寂矣

陳遠公曰精出於水亦出于水中之火也精動由于火動火不動則精安能搖乎可見精動由于心動也

心動之極則水火俱動矣故安心爲利精之法也

救母篇

容成問于岐伯曰天癸之水男女皆有之何以婦人經水謂之天癸乎岐伯曰天癸水壬癸之水也壬水屬陽癸水屬陰二水者先天之水也男為陽女為陰故婦人經水以天癸名之其實壬癸未嘗不合也容成曰男子之精不以天癸名者又何故歟岐伯曰精者合水火名之水中有火始成其精呼精而壬癸之義已包于内故不以天癸名之容成曰精與經同一水也何必兩名之岐伯曰同中有異也男之精守而不溢女之經滿而必

洩也癸水者海水也上應月下應潮月有盈虧潮有往
来女子之經水應之故潮汐月有信經水亦月有期也
以天癸名之別其水為癸水隨天運為轉移耳容成曰
其色赤者何也岐伯曰男之精陽中之陰也其色白女
之經陰中之陽也其色赤况流于任脉通于血海血與
經合而成濁流矣容成曰男之精虧而不溢者又何也
岐伯曰女子陰有餘陽不足故滿而必洩男子陽有餘
陰不足故守而不溢也容成曰味鹹者何也岐伯曰壬
癸之水海水也海水味鹹故天癸之味應之容成曰女

子二七經行，稱女不行經，何也？岐伯曰：女未二七，則任衝未盛，陰氣未動，女猶純陽也，故不行經耳。容成曰：女過二七不行經而懷孕者，又何也？岐伯曰：女之變者也，名為暗經，非無經也，無不足，無有餘，乃女中最貴者，終身不字，行調息之功，必長生也。容成問曰：嬪女經水上應月，下應潮，宜月無愆期矣，何以有至有不至乎？岐伯曰：人事之乖違也。天癸之水生于先天，亦長于後天也。婦女縱慾傷任督之脉，則經水不應月矣；懷抱憂鬱以傷肝膽，則經水閉而不流矣。容成曰：其故何也？岐伯曰人非水火不生火乃腎中之真火水乃腎中之真水也水火盛則經盛水火衰則經衰任督脉通于腎傷任督未有不傷腎者交接時縱慾泄精々傷任督之脉亦傷矣任督脉傷不能行其氣于腰臍則帶脉亦傷經水有至有不至矣夫經水者火中之水也水衰不能制火則火炎水降經水必先期至矣火衰不能生水則水寒火冷經水必後期至矣經水之愆期因水火之盛衰也容成曰肝胆傷而經閉者謂何岐伯曰肝藏血者也然又最喜疎泄胆與肝為表裡也胆木氣鬱肝木之氣亦鬱

矣木欝不達任衝血海皆抑塞不通久則血枯矣容成
曰木欝何以使水之閉也岐伯曰心腎無晷不交者也
心腎之交接責在胞胎亦責在肝胆也肝胆氣欝胞胎
上交肝胆不上交于心則腎之氣亦不交于心矣心腎
之氣不交各臟腑之氣抑塞不通肝尅脾胆尅胃脾胃
受尅失其生化之司何能資于心腎乎水火未濟肝胆
之氣愈欝矣肝胆久欝反現假旺之象外若盛内實虚
腎因子虚轉去相濟涸水而欝火焚之木安有餘波以
下減乎此木欝所以水閉也鬼臾樞問曰氣欝則血閉

血即經乎岐伯曰經水非血也鬼臾區曰經水非血何以血閉而經即斷乎岐伯曰經水者天一之水也出于腎經故以經水名之鬼臾區曰水出于腎色宜白矣何赤乎岐伯曰經水者至陰之精有至陽之氣存焉故色赤耳非色赤即血也鬼臾區曰人之腎有補無瀉安有餘血乎岐伯曰經水者腎氣所化非腎精所洩也女子腎氣有餘故變化無窮耳鬼臾區曰氣能化血各經之血不泄之而泄乎岐伯曰腎化為經經化為血各經氣血無不隨之而各化矣是以腎氣通則血通腎氣閉則

血閉也鬼臾區曰然則氣閉宜責在腎矣何以心肝脾之氣鬱而經亦閉也岐伯曰腎水之生不由于三經腎水之化實關于三經也鬼臾區曰何也岐伯曰腎不通肝之氣則腎氣不能開腎不交心之氣則腎氣不能上腎不取脾之氣則腎氣不能成蓋交相合而交相化也苟一經氣鬱氣即不入于腎而腎氣即閉矣況三經同鬱腎無所資何能化氣而成經乎是以經閉者乃腎氣之鬱非止肝血之枯也倘徒補其血則鬱不宣反生火矣徒散其瘀則氣益微反耗精矣非惟無益而轉害之

也

鬼臾區曰大哉言乎請勒之金石以救萬世之母乎

陳遠公曰一篇救母之文真有益於母者也講天癸無餘義由于講水火無餘義也水火之不通半成於人氣之鬱解鬱之法在於通肝胆也肝胆通則血何閉哉正不必又去益腎也誰知肝胆不鬱而腎受益乎鬱之害亦大矣

紅鉛損益篇

容成問曰方士採紅鉛接命可爲訓乎岐天師曰慎懿者採之服食延壽縱懿者採之服食喪軀容成曰人能慎懿命自可延何藉紅鉛乎岐伯曰紅鉛延景丹也容成曰紅鉛者天癸水也雖包陰陽之水火溢滿于外則水火之氣盡消矣何以接命乎岐伯曰公之言論天癸則可非論首經之紅鉛也經水甫出户輒色变獨首經之色不遽变者全其陰陽之氣也男子陽在外陰在内女子陰在外陽在内首經者坎中陽也以坎中之陽補

離中之陰益乎不益乎獨補男有益補女有損補男者陽以濟陰也補女者陽以亢陽也容成曰善

陳遠公曰紅鉛何益於人講無益而成有益者辨其既濟之理也誰謂方士非恃之以接命哉

初生徵論篇

容成問曰：人之初生目不能覩口不能餐足不能履舌不能語三月而後見八月而後食期歲而後行三年而後言其故何也岐伯曰人之初生兩腎水火未旺也三月而火乃盛故兩目有光也八月而水乃充故兩齦有力也期歲則髓旺而臏生矣三年則精長而顖合矣男十六天癸通女十四天癸化容成曰男以八為數女以七為數予知之矣天師于二八二七之前內經何未言也岐伯曰內經首論天癸者嘆天癸難生易喪也男必

至十六而天癸滿年未十六皆未滿之日也女必至十四而天癸盈年未十四皆未滿之日也既滿既盈又隨年俱耗示人宜守此天癸也容成曰男八八之後猶存女七七之後仍在似乎天癸之未盡也天師何以七八八之後不再言之歟岐伯曰予論常數耳常之數可定變之數不可定也予所以論常不論變耳

陳遠公曰人生以天癸為主有則生無則死也常變之說惜此天癸也二七二八之論亦可言而言之非不可言而不言也

骨陰篇

鳥師問于岐伯曰嬰兒初生無膝蓋骨何也岐伯曰嬰兒初生不止無膝蓋骨也顖骨耳後完骨皆無之鳥師曰何故也岐伯曰陰氣不足也陰氣者真陰之氣也嬰兒純陽無陰食母乳而陰乃生陰生而顖骨耳後完骨膝蓋骨生矣生則兒壽不生則夭鳥師曰其不生何也岐伯曰三骨屬陰得陰則生然亦必陽旺而長也嬰兒陽氣不足食母乳而三骨不生其先天之陽氣虧也陽氣先漓先天已居于缺陷食母之乳補後天而無餘此

三骨之所以不生也三骨不生又焉能延齡乎烏師曰三骨缺一亦能生乎岐伯曰缺一則不全乎其人矣烏師曰請悉言之岐伯曰顖門不合則腦髓空也完骨不長則腎宮虛也膝蓋不生則雙足軟也腦髓空則風易入矣腎宮虛則聽失聰矣雙足軟則顛仆多矣烏師曰吾見三骨不全亦有延齡者又何故歟岐伯曰三者之中惟耳無完骨者亦有延齡然而疾病不能無也若顖門不合膝蓋不生吾未見有生者蓋孤陽無陰也

陳遠公曰孤陽無陰人則不生則陰為陽之天也無

陰者無陽也陽生于陰之中陰長于陽之外有三骨者得陰陽之全也

媾精受妊篇 二卷

雷公問曰男女媾精而受妊者何也岐伯曰腎為作強之官故受妊而生人也雷公曰作強而何以生人也岐伯曰生人者即腎之技巧也雷公曰技巧屬腎之水乎火乎岐伯曰水火無技巧也雷公曰離水火又何以出技巧乎岐伯曰技巧成于水火之氣也雷公曰同是水火之氣何生人有男女之別乎岐伯曰水火氣弱則生女水火氣強則生男雷公曰古云女先泄精則成男々先泄精則成女今曰水火氣弱則生女水火氣強則生

男何也岐伯曰男女俱有水大之氣也氣同至則技巧出焉一有先後不成胎矣男泄精女泄氣女子泄精則氣脱矣男子泄氣則精脱矣烏能成胎雷公曰女不泄精男不泄氣何以受妊乎岐伯曰女氣中有精男精中有氣女泄氣而交男子之精男泄精而合女子之氣此技巧之所以出也雷公曰所生男女有強有弱自分于父母之氣矣但有清濁壽夭之異何也岐伯曰氣清則清氣濁則濁氣長則壽氣促則夭皆本于父母之氣也雷公曰生育本于腎中之氣余已知之矣但此氣也豫

于五臟七腑之氣乎岐伯曰五臟七腑之氣一經不至皆不成胎雷公曰媾精者動腎中之氣也與五臟七腑何豫乎岐伯曰腎藏精亦藏氣藏精者藏五臟七腑之精也藏氣者藏五臟七腑之氣也藏則俱藏泄則俱泄雷公曰泄氣者亦泄血乎岐伯曰精即血也氣無形血有形無形化有形有形不能化無形也雷公曰精非有形乎岐伯曰精雖有形而精中之氣正無形也無形隱于有形故能靜能動動則化耳化則技巧出矣雷公曰微哉言乎請傳之奕禩以彰化育焉

陳士鐸曰男女不媾精斷不成胎、成於水火之氣此氣即男女之氣也氣藏於精中精雖有形而實無形也形非氣乎故成胎即成氣之謂

社生篇

少師問曰人生而白頭何也岐伯曰社日生人皮毛皆白非止髩髮之白也少師曰何故乎岐伯曰社日者金日也皮毛鬚髩皆白者得金之氣也少師曰社日非金也天師謂之金日此余之未明也岐伯曰社本土也氣屬金社日生人犯金之氣金氣者殺氣也少師曰人犯殺氣宜夭矣何又長年乎岐伯曰金中有土土乃生氣也人肺屬金皮毛亦屬金金之殺氣得土則生逢金則鬭社之金氣伐人皮毛不入人臟腑故得長年耳少師

曰社日生人皮毛髭鬓不盡白者又何故歟岐伯曰生時不同也少師曰何時乎岐伯曰非巳午時必辰戌丑未時也少師曰巳午火也火能制金之氣宜矣辰戌丑未土也不助金之氣乎岐伯曰社本土也喜生惡泄得土則生生則不尅矣少師曰同是日也何社日之凶如是乎岐伯曰歲月日時俱有神司之社日之神與人最親其性最喜潔也生產則穢矣兩氣相感兒身受之非其煞之暴也少師曰人生有記赤如硃青如靛黑如鍋白如雪終身不散何也豈亦社日之故乎岐伯曰父母

交姤偶犯遊神，為神所指，誌父母之過也。少師曰：色不同者何歟？岐伯曰：隨神之氣異也。少師曰：記無黃色者何也？岐伯曰：黃乃正色，人犯正神，不相校也，故亦不相指，不相指故罔所記耳。

陳遠公曰：社日生人，說来有源有委，非孟浪成文者可比。

天厭火衰篇

容成問曰世有天生男子音聲如女子外勢如嬰兒此何故歟岐伯曰天厭之也容成曰天何以厭之乎岐伯曰天地有缺陷安得人盡皆全乎容成曰天未嘗厭人柰何以天厭名之岐伯曰天不厭而人必厭也天人一道人厭即天厭矣容成曰人何不幸成天厭也岐伯曰父母之咎也人道交感先火動而後水濟之火盛者生子必強火衰者生子必弱水盛者生子必肥水衰者生子必瘦天厭之人乃先天之火微也容成曰水大衰盛

分強弱肥瘦宜也不宜外陽之細小岐伯曰腎中之火先天之火無形之火也腎中之水先天之水無形之水也火得水而生水得火而長言腎內之陰陽也水長火則水為火之母火生水則火為水之母也人得水火之氣以生身則水火即人之父母也天下有形不能生無形也無形實生有形外陽之生實內陽之長也內陽旺而外陽必伸內陽旺者得火氣之全也內陽衰矣外陽亦何得壯大哉容成曰火既不全何以生身乎岐伯曰孤陰不生孤陽不長天厭之人但火不全耳未嘗無陰

陽也偏于火者陽有餘而陰不足偏于水者陰有餘而陽不足也陽既不足即不能生厥陰之宗筋此外陽之所以屈而不伸也毋論剛大矣容成曰善

陳遠公曰外陽之大小視水火之偏全不視陰陽之有無耳說未可聽

經脉相行篇

雷公問曰帝問脉行之逆順若何余無以奏也願天師明教以聞岐伯曰十二經脉有自上行下者有自下行上者各不同也雷公曰請悉言之岐伯曰手之三陰從臟走手〻之三陽從手走頭足之三陽從頭走足〻之三陰從足走腹此上下相行之數也雷公曰尚未明也岐伯曰手之三陰大陰肺少陰心厥陰包絡也手太陰從中府走大指之少商手少陰從極泉走小指之少衝手厥陰從天池走中指之中衝皆從臟走手也手之三

陽〻明大腸太陽小腸少陽三焦也手陽明從次指商陽走頭之迎香手太陽從小指少澤走頭之聽宮手少陽從四指關衝走頭之絲竹空皆從手走頭也足之三陽太陽膀胱陽明胃少陽膽也足太陽從頭睛明走足小指之至陰足陽明從頭〻維走足次指之厲兑足少陽從頭前關走四指之竅陰皆從頭走足也足之三陰太陰脾少陰腎厥陰肝也足太陰從足大指內側隱白走腹之大包足少陰從足心湧泉走腹之俞府足厥陰從足大指外側大敦走腹之期門皆從足走腹也雷公

曰逆順若何岐伯曰手之陰經走手為順走臟為逆也手之陽經走頭為順走手為逆也足之陰經走腹為順走足為逆也足之陽經走足為順走頭為逆也雷公曰足之三陰皆走于腹獨少陰之脈下行何也豈少陰經易逆難順乎岐伯曰不然天衝脈者五臟六腑之海也五臟六腑皆稟焉其上者出于頏顙滲諸陽灌諸精下注少陰之大絡出于氣衝循陰陽內廉入膕中伏行骭骨內下至內踝之後屬而別其下者並由少陰經滲三陰其在前者伏行出跗屬下循跗入大指間滲諸絡而

溫肌肉故別絡邪結則跗上脉不動不動則厥〻則足寒矣此足少陰之脉少異于三陰而走腹則一也雷公曰其少異于三陰者為何岐伯曰少陰腎經中藏水大不可不曲折以行其脉不若肝脾之可直行于腹也雷公曰其走腹則一者何岐伯曰腎之性喜逆行故由下而上蓋以逆為順也雷公曰逆行宜病矣岐伯曰逆而順故不病若順走是違其性矣反生病也雷公曰當晝奏之岐伯曰帝問何以明之公奏曰以言導之切而驗之其髁必動乃可以驗逆順之行也雷公曰謹奉教以

聞

陳遠公曰十二經脉有走手走足走頭走腹之異各講淂鑿〻其講順逆不同處何人敢措一辭

經脈終始篇

雷公問于岐伯曰十二經之脈既有終始靈素詳言之而走頭走腹走足走手之義尚未明也願畢其辭岐伯曰手三陽從手走頭足三陽從頭走足乃高之接下也足三陰從足走腹手三陰從腹走手乃卑之趨上也陰陽無間故上下相迎高卑相逆與晝夜循環同流而不定耳夫陰陽者人身之夫婦也氣血者人身之陰陽也夫倡則婦隨氣行則血赴氣主煦、血主濡、乾作天門大腸司其事也巽作地户膽持其權也泰居艮小腸之昌也吾居坤胃之殃也雷公曰善請言順逆之別岐伯曰足三陰自足走腹順也自腹走足逆也足三陽自頭走足順也自足走頭逆也手三陰自藏走手順也自手走藏逆也手三陽自手走頭順也自頭走手逆也夫足之三陰從足走腹惟足少陰腎脉繞而下行與肝脾直行者以衝脉與之並行也是以逆為順也

陳遠公曰十二經有頭腹手足之殊有順中之逆有逆中之順說得更為明白

經氣本標篇

雷公問于岐伯曰十二經氣有標本乎岐伯曰有之雷公曰請言標本之所在岐伯曰足太陽之本在跟以上五寸中標在兩絡命門足少陽之本在竅陰之間標在窗籠之前足少陰之本在内踝下三寸中標在背腧足厥陰之本在行間上五寸所標在背腧足陽明之本在厲兑標在人迎頰挾頏顙足太陰之本在中封前上四寸中標在舌本手太陽之本在外踝之後標在命門之上一寸手少陽之本在小指次指之間上二寸標在耳

後上角下外眥手陽明之本在肘骨中上至別陽標在顴下合鉗上手太陰之本在寸口中標在掖內動脈手少陰之本在銳骨之端標在背腧手心主之本在掌後兩筋之間二寸中標在掖下三寸此標本之所在也雷公曰標本皆可刺乎岐伯曰氣之標本皆不可刺也雷公曰其不可刺何也岐伯曰氣各有衝衝不可刺也雷公曰請言氣衝岐伯曰胃氣有衝腹氣有衝頭氣有衝脛氣有衝皆不可刺也雷公曰頭之衝何所乎岐伯曰頭之衝腦也雷公曰胸之衝何所乎岐伯曰胸之衝膺

與背腧也腧亦不可刺也雷公曰腹之衝何所乎岐伯曰腹之衝背腧與衝脉及左右之動脉也雷公曰脛之衝何所乎岐伯曰脛之衝即臍之氣衝及承山踝上以下此皆不可刺也雷公曰不可刺止此乎岐伯曰大氣之摶而不行者積于胸中藏于氣海出于肺循咽喉呼吸而出入也是氣海猶氣衝也應天地之大數出三入一皆不可刺也

陳遠公曰十二經氣各有標本各不可刺不可刺者以衝脉之不可刺也不知衝脉即不知刺法也

臟腑闡微篇

雷公問于岐伯曰：臟止五乎？腑止六乎？岐伯曰：臟六腑七也。雷公曰：臟六何以名五也？岐伯曰：心肝脾肺腎五行之正也，故名五臟。胞胎非五行之正也，雖臟不以臟名之。雷公曰：胞胎何以非五臟之正也？岐伯曰：心火也，肝木也，脾土也，肺金也，腎水也，一臟各屬一行。胞胎處水火之歧，非正也，故不可稱六臟也。雷公曰：腎中有火，亦水火之歧也，何腎稱臟乎？岐伯曰：腎中之火，先天火也，居兩腎中，而腎專司水也。胞胎上系心，下連腎，往來心腎接續于水火之際可名為火亦可名為水非水火之正也雷公曰然則胞胎何以為臟乎岐伯曰胞胎處水火之兩岐心腎之交非胞胎之系不能通達上下寧獨婦人有之男子未嘗無也吾因其兩岐置于五臟之外非胞胎之不為臟也雷公曰男女各有之亦有異乎岐伯曰系同而口異也男女無此系則水火不交受病同也女系無口則不能受妊是胞胎者生生之機屬陰而藏于陽非臟而何雷公曰胞胎之口又何以異岐伯曰胞胎之系上出于心之膜膈下連兩腎此男女之同

也惟女下大而上細上無口而下有口故能納精以受妊雷公曰腑七而名六何也岐伯曰大小腸膀胱胆胃三焦包絡此七腑也遺包絡不稱腑者尊帝耳雷公曰包絡可遺乎岐伯曰不可遺也包絡為脾胃之母土非火不生五臟六腑之氣咸仰于心君心火無為必藉包絡有為往來宣布胃氣能入脾氣能出各臟腑之氣始能变化也雷公曰包絡既為一腑柰何尊帝遺之尊心為君火稱包絡為相火可乎請登之外經咸以為則

陳遠公曰臟六而言五者言臟之正也腑七而言六

者言腑之偏也舉五而畧六非不知胞胎也舉六而畧七非不知包絡也有雷公之問而胞胎包絡昭于古今矣

考訂經脈篇

雷公問于岐伯曰十二經脈天師詳之而所以往来相通之故尚未盡也幸宣明奧義傳諸奕禩可乎岐伯曰可肺屬手太陰太陰者月之象也月屬金肺亦屬金肺之脉走于手故曰手太陰也起于中焦胃脘之上胃屬土土能生金是胃乃肺之母也下絡大腸者以大腸亦屬金為胃之庶子而肺為大腸之兄兄能包弟足以綱羅之也絡即綱羅包舉之義循于胃口者以胃為肺之母自必遊熙于母家省受胃土之氣也肺脉又上于鬲

胃之氣多必分氣以給其子肺得胃毋之氣上歸肺宮
必由焉而升肺受胃之氣肺自成家于是由中焦而脈
乃行横出腋下畏心而不敢犯也然而肺之系實通于
心以心為肺之君而肺乃臣也臣必朝于君此述職之
路也下循臑内行少陰心主之前者又謁相之門也心
主即心包絡為心君之相包絡代君以行事心尅肺金
必借心主之氣以相刑呼吸相通全在此系之相聯也
肺禀天玉之尊必奉宰輔之令所以行于少陰心主之
前而不敢緩也自此而下于肘中乃走于臂由臂而走

于寸口魚際皆肺脈相通之道循魚際出大指之端為肺脈之盡經脈盡復行從腕後直出次指內廉乃旁出之脈也　雷公曰脾經若何岐伯曰脾乃土臟其性溼以足太陰名之太陰之月夜照于土月乃陰象脾屬土得月之陰氣故以太陰名之其脈起于足之大指端故又曰足太陰也脾脈既起于足下〻必升上由足大指內側肉際過橫骨後上內踝前廉上踹內循脛骨後交出厥陰之前乃入肝經之路也夫肝木剋脾宜為脾之所畏何故脈反通于肝不知肝雖剋土而土亦能成土

土無木氣之通則土少發生之氣所以畏肝而又未嘗不喜肝也交出足厥陰之前圖合于肝木耳上膝股内前廉入腹者歸于脾經之本臟也蓋腹脾之正宫脾屬土居于中州中州為天下之腹脾乃人一身之腹也脾與胃為表裡脾内而胃外脾為胃所包故絡于胃脾得胃氣則脾之氣始能上升故脉亦隨之上膈趋喉嚨而至舌本以舌本為心之苗而脾為心之子子母之氣自相通而不隔也然而舌為心之外竅非心之内廷也脾之脉雖至于舌而終未至于心故其支又行借胃之氣

從胃中〻脘之外上鬲而脉通于膻中之分上交于手少陰心經子親母之象也

雷公曰心經若何岐伯曰心為火臓以手少陰名之者蓋心火乃後天也後天者有形之火也星應熒惑雖屬火而實屬陰且脉走于手故以手少陰名之他臟腑之脉皆起于手足心脉獨起于心不與衆脉同者以心為君主總攬權綱不寄其任于四末也心之系五臓七腑無不相通尤通者小腸也小腸為心之表而心實絡于小腸下通任脉故任脉即借小腸之氣以上通于心為朝君之象也心之系又上

與肺相通挾咽喉而入于目以發其文明之彩也復從心系上肺下出腋下循臑內後廉行手厥陰經心主之後下肘循臂至小指之內出其端此心脉系之直行也又由肺曲折而後並脊直下與腎相貫串當命門之中此心腎既濟之路也夫心為火臟懼畏水剋何故系通于腎使腎有路以相犯乎不知心火與命門之火原不可一日不相通也心得命門之火則心火有根心非腎水之滋則心火不旺蓋心火必得腎中水火以相養是以剋為生也既有腎火腎水之相生而後心之系各通

臟腑無扞格之憂矣由是而左通于肝〻本屬木為生心之母也心火雖生于命門先天之火而非後天肝木培之則先天之火氣亦不旺故心之系通于肝者亦欲得肝木相生之氣也肝氣既通而胆在肝之旁通肝即通于胆又勢之甚便者況胆又為心之父同本之親尤無阻隔也由是而通于脾〻乃心之子也雖脾土不藉心火之生然胃為心之愛子胃土非心火不生心既生胃生胃必生脾此脾胃之系所以相接而無間也由是而通于肺火性炎上而肺葉當之得毋有傷然而殞金

非火不柔剋中亦有生之象倘肺金無火則金寒水冷胃與膀胱之化源絶矣何以温腎而傳化于大腸乎由是而通于心主心主即膻中包絡也為心君之相臣奉心君以司化其出入之經較五臟六腑更近真有心喜亦喜心憂亦憂之象呼吸相通代君司化以使令夫三焦俾上中下之氣無不畢達實心之系通之也　雷公曰腎經若何岐伯曰腎屬水少陰正水之象海水者少陰水也隨月為盈虚而腎應之名之為足少陰者脉起于足少陰之下也由足心而上循内踝之後別入跟中

上膊出膕上肢貫脊乃河車之路即任督之路也然俱屬于腎有腎水而河車之路通無腎水而河車之路塞有腎水而督脉之路行無腎水而督脉之路斷是二經之相通相行全責于腎故河車之路督脉之路即腎經之路也由是而行于肝母入于子舍之義也由是而行于脾水行于地中之義也過肝脾二經而絡于膀胱者以腎為膀胱之裡而膀胱為腎之表膀胱得腎氣而始化正同此路之相通氣得以往来之耳其絡于膀胱也貫脊會督而還出于臍之前通任脉始得達于膀胱雖

氣化可至實有經可通而通之也其直行者又由肝以入肺子歸母之家也由肺而上循喉嚨挾舌本而終是欲朝君先通于喉舌也夫腎與心雖若相尅而實相生故其系別出而繞于心又未敢遽朝于心君注胸之膻中包絡而後腎經之精上奉化為心之液矣此君王下取于民之義亦草野上貢于國之誼也各臟止有一而腎有二者兩儀之象也兩儀者日月也月主陰日主陽似腎乃水臟宜應月不宜應日然而月之中未嘗無陽之氣日之中未嘗無陰之氣腎配日月正以其中之有

陰陽也陰藏于陽之中陽隱于陰之內疊相為用不啻日月之照臨也蓋五臟七腑各有水火獨腎臟之水大處于無形乃先天之水火非若各臟腑之水火俱屬後天也夫同是水火腎獨屬之先天實有主以存乎兩腎之間也主者命門也命門為小心若太極之象能生先天之水火因以生後天之水火也于是裁成夫五臟七腑各安于諸宮享其奠定之福化生于無窮耳　雷公曰肝經若何岐伯曰肝屬足厥陰厥陰者逆陰也上應雷火脈起足大指叢毛之際故以足厥陰名之雷火皆

從地起騰于天之上其性急不可制抑肝之性亦急乃陰經中之最逆者少拂其意輒厥逆而不可止循跗上上踝交出太陰脾土之後上膕内廉循腹入陰毛中過陰器以抵于小腹雖趨肝之路亦趨脾之路也既趨于脾必趨于胃矣肝之系既通于脾胃凡有所逆必先犯于脾胃矣亦其途路之熟也雖然肝之系通于脾胃而肝之氣必歸于本宫故其系又走于肝葉之中肝葉之旁有胆附焉胆爲肝之兄肝爲胆之弟胆不絡肝而肝反絡胆者弟強于兄之義也上貫膈者趨心之路也肝

性急宜直走于心之宮矣乃不直走于心反走膜鬲布于脇肋之間者母慈之義也慈母憐子必為子多方曲折以厚其藏脇肋正心宮之倉庫也然而其性正急不能久安于脇肋之間循喉嚨之後上入頏顙連于目系上出額間而會督脉于巔頂乃木火升上之路也其支者從目系下頰環唇欲隨口舌之竅以泄肝木之鬱火也其支者又從肝別貫膈上注肺中畏肺金之尅木通此經為偵探之途也　雷公曰五臟已知其旨矣請詳言七腑岐伯曰胃經亦稱陽明者以其脉接大腸手陽

明之脉由鼻頞而下走于足也然而胃經屬陽明者又非同大腸之謂胃乃多氣多血之腑實有日月並明之象乃純陽之腑主受而又主化也陽主上升由頞而遊行于齒口唇吻循頤頰耳前而會于額顱以顯其陽之無不到也其支别者從頤後下人迎循喉嚨入缺盆行足少陰之外下膈通腎與心胞之氣蓋胃為腎之關又為心包之用得氣于二經胃始能蒸腐水穀以化精微也胃既得二經之氣必歸于胃中故仍屬胃也胃之旁絡于脾胃為脾之夫脾為胃之婦脾聽胃使以行其運

化者也其直行者從鈌盆下乳內廉挾臍而入氣街氣街者氣街之穴也乃生氣之源探源而後氣充于乳房始能散布各經絡也其支者起于胃口循腹過足少陰腎經之外本經之裡下至氣街而合仍是取氣于腎以助其生氣之源也由是而胃既得氣之本乃可下行以達于足從氣街而下髀關抵伏兎下膝臏循脛下跗入中指之內庭而終者皆胃下達之路也其支者從膝之下廉三寸別入中指之外間復是旁行之路正見其多氣多血無往不周也其支者別跗上入大指間出足厥

陰交于足太陰避肝木之剋近脾土之氣也　雷公曰請言三焦之經岐伯曰三焦屬之手少陽者以三焦無形得胆木少陽之氣以生其火而脉起于手之小指次指之端故以手少陽名之循手腕出臂貫肘循臑之外行手太陽之裡手陽明之外火氣欲通于大小腸也上肩循臂臑交出足少陽之後正倚附于胆木以取其木中之火也下缺盆由足陽明之外而交會于膻中之上焦散布其氣而絡繞于心包絡之中焦又下膈入絡膀胱以約下焦若胃若心包絡若膀胱皆三焦之氣往来

于上中下之際故不分屬于三經而仍專屬于三焦也然而三焦之氣雖往来于上中下之際使無根以為主則氣亦時聚時散不可久矣詎知三焦雖得胆木之氣以生而非命門之火則不長三焦有命門以為根而後布氣于胃則胃始有運用之機布氣于心包絡則心包絡始有運行之權布氣于膀胱則膀胱始有運化之柄也其支者從膻中而上出缺盆之外上項繫耳後直上出耳上角至頔無非隨腎之火氣而上行也其支者又從耳後入耳中出耳前過客主人之穴交頬至目鋭眥

亦火性上炎隨心包之氣上行然目銳眥實係胆經之穴仍欲依附木氣以生火氣耳 雷公曰請言心主之經岐伯曰心主之經即包絡之府也又名膻中屬手厥陰者以其代君出治為心君之相臣臣乃陰象故屬陰然奉君令以出治有不敢少安于頃刻故其性又急與肝木之性正相同亦以厥陰名之因其難順而易逆也夫心之脉出于心之本宮心包絡之脉出于胸中包絡在心之外正在胸之中是脉出于胸中者正其脉屬于包絡之本宮也各臟腑脉出于外心與包絡脉出于中

是二經較各臟腑最尊也夫腎系交于心包絡實與腎相接蓋心主之氣與腎宮命門之氣同氣相合故相親而不相離也由是下于膈歷絡三焦以三焦之腑氣與命門心主之氣彼此實未嘗異所以籠絡而相合為一有表裡之名實無表裡也其支者循胸中出脇抵腋循臑内行于太陰肺脾少陰心腎之中取肺腎之氣以生心液也入脉下臂入掌内又循中指以出其端其支者又由掌中循無名指以出其端與少陽三焦之脉相交會正顯其同氣相親表裡如一也夫心主與三焦兩經

也必統言其相合者蓋三焦無形借心主之氣相通于上中下之間故離心主無以見三焦之用所以必合而言之也

雷公曰請言胆經岐伯曰胆經屬足少陽者以胆之脉得春木初陽之氣而又下趋于足故以足少陽名之然胆之脉雖趋于足而實起目之鋭眥接手少陽三焦之經也由目鋭眥上抵頭角下耳循頸行手少陽之脉前至肩上交出手少陽之後以入缺盆之外無非助三焦之火氣也其支者從耳後入耳中出走耳前至目鋭眥之後雖旁出其支實亦仍顧三焦之脉也其

支者别自目外而下大迎合手少陽三焦抵于頔下〻頸復合缺盆以下胸中貫膜膈心包絡以絡于肝盖心包絡乃胆之子而肝乃胆之弟故相親而相近也第胆雖肝之兄而附于肝實為肝之表而屬于胆肝胆兄弟之分即表裡之别也胆分肝之氣則胆之汁始旺胆之氣始張而後可以分氣于兩脇出氣街繞毛際而横入髀厭之中也其直者從缺盆下液循胸過季脇與前之入髀厭者相合乃下循髀外行太陽〻明之間欲竊水土之氣以自養也出膝外廉下附骨以直抵絕骨之端

下出外踝循跗上入小指次指之間乃其直行之路也其支者又別跗上入大指歧骨內出其端還貫入爪甲出三毛以交于足厥陰之脉親肝木之氣以自旺蓋陽得陰而生也

雷公曰請言膀胱之經岐伯曰膀胱之經屬足太陽者蓋太陽為巨陽上應于日膀胱得日之火氣下走于足猶太陽火光普照于地也其脉起目內眥交手太陽小腸之經受其火氣也上額交巔至耳上角皆火性之炎上也其直行者從巔入絡腦還出別下項循肩髆內挾脊兩旁下行抵于腰入循膂絡腎蓋膀

胱為腎之表，故係連于腎，通腎中命門之氣，取其氣以歸膀胱之中，始能氣化而出小便也。雖氣出于腎經，而其係要不可不屬之膀胱也。其支者從腰中下挾脊，以貫臀入膕中而止，亦借腎氣下達之也。其支者從髆內別行，下貫胛膂，下歷尻臀，化小便，通陰之器而下出也。過髀樞，循髀外，下合膕中，下貫于兩踹內，出外踝之後，循京骨至小指外側，交于足少陰之腎經，亦取腎之氣可由下而升，以上化其水也。

雷公曰：請言小腸之經。

岐伯曰：小腸之經屬手太陽者，以脈起于手之小指，又得心火之氣而名之也夫心火屬少陰得心火之氣宜稱陰矣然而心火居于內者為陰發于外者為陽小腸為心之表也故稱陽而不稱陰且其性原屬陽得太陽之日氣故亦以太陽名之其脉上腕出踝循臂出肘循臑行手陽明少陽之外與太陽胆氣相通欲得金氣自寒欲得木氣自生也交肩上入缺盆循肩向腋下行當膻中而絡于心合君相二火之氣也循咽下膈以抵于胃雖火能生胃而小腸主出不主生何以抵胃蓋受胃之氣運化精微而生糟粕猶之生胃也故接胃之氣下

行壬脈之外以自歸于小腸之正宮非小腸之屬而誰屬乎其支者從缺盆循頸頰上至目銳眥入于耳中此亦火性炎上欲趨竅而出也其支者別循頰上䪼抵鼻至目內眥斜絡于顴以交足太陽膀胱之經蓋陽以趨陽之應也

雷公曰請言大腸之經岐伯曰大腸之經名為手陽明者以大腸職司傳化有顯明昭著之意陽之象也夫大腸屬金宜為陰象不屬陰而屬陽者因其主出而不主藏也起于手大指次指之端故亦以手名之循指而入于臂入肘上臑上肩下入缺盆而絡于肺

以肺之氣能包舉大腸而大腸之系亦上絡于肺也大腸得肺氣而易于傳化故其氣不能久留于膈中而系亦下膈直趨大腸以安其傳化之職夫大腸之能開能闔腎主之是大腸之氣化宜通于腎何以大腸之系絕不與腎會乎不知肺金之氣即腎中水火之氣也腎之氣必來于肺中而肺中之氣既降于大腸之內則腎之氣安有不入于大腸之中者乎不必更有系通腎而後得其水火之氣始能傳化而開闔之也其支者從缺盆上頸貫頰入下齒縫中還出夾兩口吻交于唇中之左

右上挾鼻孔正顴其得肺腎之氣隨肺腎之脉而上升之徵也

陳遠公曰十二經脉各説得詳盡不必逐段論之

包絡配腑篇

天老問于岐伯曰天有六氣化生地之五行地有五行化生人之五臟有五臟之陰即宜有五腑之陽矣何以臟止五腑有七也岐伯曰心包絡腑也性屬陰故與臟氣相同所以分配六腑也天老曰心包絡既分配腑矣是心包絡即臟也何不名臟而必別之為腑耶岐伯曰心包絡非臟也天老曰非臟列于臟中毋乃不可乎岐伯曰臟稱五不稱六是不以臟予包絡也腑稱六不稱七是不以腑名包絡也天老曰心包絡非臟非腑何以

與三焦相合乎岐伯曰包絡與三焦為表裡二經皆有名無形五臟有形與形相合包絡無形故與無形相合也天老曰三焦為孤臟既名為臟豈合于包絡乎岐伯曰三焦雖亦稱臟然孤而寡合仍是腑非臟也舍包絡之氣實無可依天然配合非勉強附會也天老曰善○

雷公曰肺合大腸心合小腸肝合胆脾合胃腎合膀胱此天合也三焦與心包絡相合恐非天合矣岐伯曰包絡非臟而與三焦合者包絡裡三焦表也雷公曰三焦腑也何分表裡乎岐伯曰三焦之氣本與腎親親腎不

合腎者以腎有水氣也故不合腎而合于包絡耳雷公曰包絡之火氣出于腎三焦取火于腎不勝取火于包絡乎岐伯曰膀胱與腎為表裡則腎之火氣必親膀胱而踈三焦矣包絡得腎之火氣自成其腑代心宣化雖腑猶臟也包絡無他腑之附得三焦之依而更親是以三焦樂為表包絡亦自安于裡孤者不孤自合者永合也雷公曰善應龍問曰包絡腑也三焦亦自成腑何以為包絡之使乎岐伯曰包絡即膻中也為心膜鬲近于心宮遮護君主其位最親其權最重故三焦奉令不敢

後也。應龍曰：包絡代心宣化，宜各臟腑皆奉令矣，何獨使三焦乎？岐伯曰：各腑皆有表裡，故不聽包絡之使，惟三焦無臟為表裡，故包絡可以使之。應龍曰：三焦何樂為包絡使乎？岐伯曰：包絡代心出治，腑與臟同，三焦聽使于包絡，猶聽使于心，故包絡為裡，三焦為表，豈勉強附會哉。應龍曰：善。

陳士鐸曰：包絡之合三焦，非無因之合也，包絡之使三焦，因其合而使之也。然合者仍合於心耳，非包絡之司為合也。

胆腑命名篇 三卷

胡孔甲問于岐伯曰大腸者白腸也小腸者赤腸也胆非腸何謂青腸乎岐伯曰膽貯青汁有入無出然非腸何能通而貯之乎故亦以腸名之青者木之色胆屬木其色青故又名青腸也胡孔甲曰十一臓取決于胆是腑亦有臓名矣何臓分五而腑分七也岐伯曰十一臓取決于胆乃省文耳非腑可名臓也孔甲曰胆既名為臓而十一臓取決之固何所取之乎岐天師曰胆司渗凡十一臓之氣得胆氣渗之則分清化濁有奇功焉孔

甲曰：胆有入無出，是滲主入而不主出也，何能化濁乎？岐伯曰：清滲入則濁自化，濁自化而清亦化矣。孔甲曰：清滲入而能化，是滲入而仍滲出矣。岐伯曰：膽為清淨之府，滲入者清氣也，遇清氣之臟腑亦以清氣應之，應即滲之機矣，然終非滲也。孔甲曰：臟腑皆取決于胆，何臟腑受胆之滲乎？岐伯曰：大小腸膀胱皆受之，而膀胱獨多焉。雖然，膀胱分胆之滲而胆之氣虛矣，胆虛則胆得滲之禍矣。故胆旺則滲益，胆虛則滲損。孔甲曰：胆滲何氣則受損乎？岐伯曰：酒熱之氣，胆之所畏也，過多則滲失所司，胆受損矣，非毒結于腦，則涕流于鼻也。孔甲曰：何以治之？岐伯曰：刺胆絡之穴，則病可已也。孔甲曰：善。

陳士鐸曰：胆主滲，十二臟皆取決于胆者，正決於滲也。胆不能滲，又何取決乎。

任督死生篇

雷公問曰十二經脉之外有任督二脉何畧而不言也岐伯曰二經之脉不可畧也以二經散見于各經故言十二經脉而二經已統會于中矣雷公曰試分言之岐伯曰任脉行胸之前督脉行背之後也任脉起于中極之下以上毛際循腹裡上關元至咽嚨上頤循面入目背此任脉之經絡也督脉起于少腹以下骨中央女子入繫廷孔在溺孔之際其絡循陰器合纂間統纂後即前後二陰之間也別繞臀至少陰與巨陽中絡者合少

陰上股內後廉貫脊屬腎與太陽起于目內眥上額交巔上入絡腦至鼻柱還出別下項循肩髆俠脊抵腰中入循膂絡腎其男子循莖下至纂與女子等其少腹直上者貫臍中央上貫心入喉上頤環唇上繫兩目之下中央此督脈之經絡也雖督脈止于齦交任脈止于承漿其實二陰同起于會陰止于齦交者未嘗不過承漿止于承漿者未嘗不過齦交行于前者亦行于後行于後者亦行于前循環周流彼此無間故任督分之為二合之仍一也夫會陰者至陰之所也任脈由陽行于陰

故脉名陰海督脉由陰行于陽故脉名陽海非齦交穴為陽海承漿穴為陰海也陰交陽而陰氣生陽交陰而陽氣生任督交而陰陽自長不如海之難量乎故以海名之雷公曰二經之脉絡予已知之矣請問其受病何如岐伯曰二經氣行則十二經之氣通二經氣閉則十二經之氣塞男則成疝女則成瘕非遺溺即脊强也雷公曰病止此乎岐伯曰腎之氣必假道于任督二經氣閉則腎氣塞矣女不受妊男不射精人道絶矣然則任督二經之脉絡即人死生之道路也雷公曰神哉論也

請載外經以補內經未備

陳士鐸曰任督之路實人生死之途說得精好入神

陰陽二蹻篇

司馬問曰奇經八脉中有陰蹻陽蹻之脉可得聞乎岐伯曰内經言之矣司馬曰内經言之治病未驗或有未全歟岐伯曰内經約言之實未全也陰蹻脉足少陰腎經之别脉也起于然骨之照海穴出内踝上又直上之循陰股以入于陰上循胸裡入于缺盆上出人迎之前入于目下鳩屬于目眥之睛明穴合足太陽膀胱之陽蹻而上行此陰蹻之脉也陽蹻脉足太陽膀胱之别脉也亦起于然骨之下申脉穴出外踝下循僕叅郄于附

陽與足少陽會于居髎又與手陽明會于肩髃及巨骨又與手太陽〻維會于臑俞與手足陽明會于地倉及巨髎與任脉足陽明會于承泣合足少陰腎經之陰蹻下行此陽蹻之脉也然而蹻脉之起止陽始于膀胱而止于腎陰始于腎而止于膀胱此男子同然也若女子微有異男之陰蹻起于然骨女之陰蹻起于陰股男之陽蹻起于申脉女之陽蹻起于僕叅知同而治同知異而療異則陽蹻之病不至陰緩陽急陰蹻之病不至陽緩陰急何不驗乎司馬公曰今而後陰陽二蹻之脉昭

然矣

陳士鐸曰二蹻之脉分諸男女内經微别人宜知之不可草草看過

奇恒篇

奢龍問于岐伯曰奇恒之腑與五臟並主藏精皆可名臟乎岐伯曰然奢龍曰腦髓骨脉胆女子胞既謂奇恒之腑不宜又名臟矣岐伯曰腑謂臟者以其能藏陰也陰者即腎中之真水也真水者腎精也精中有氣而腦髓骨脉胆女子胞皆能藏之故可名腑亦可名臟也奢龍曰修真之士何必留心于此乎岐伯曰人欲長生必知斯六義而後可以養精氣結聖胎者也奢龍曰女子有胞以結胎男子無胞何以結之岐伯曰女孕男不妊

故胞屬之女子而男子未嘗無胞也男子有胞而後可以養胎息故修真之士必知斯六者至要者則胞與腦也腦為泥丸即上丹田也胞為神室即下丹田也骨藏髓脉藏血髓藏氣腦藏精氣血精髓盡升泥丸下降于舌由舌下華池由華池下廉泉玉英通于膽下貫神室世人多慾故血耗氣散髓竭精亡也苟知藏而不瀉即返還之道也奢龍曰六者宜藏何道而使之藏乎岐伯曰廣成子有言毋搖精毋勞形毋思慮營營非不瀉之謂乎奢龍曰命之矣

陳士鐸曰腦髓骨脉胆女子胞非臟也非臟而以臟名之以其能藏也能藏故以臟名之人可失諸藏乎

小絡篇

應龍問于岐伯曰膜原與肌腠有分乎岐伯曰二者下同也應龍曰請問不同岐伯曰肌腠在膜原之外也應龍曰肌腠有脉乎岐伯曰肌腠膜原皆有脉也其所以分者正分于其脉耳肌腠之脉外連于膜原膜原之脉内連于肌腠應龍曰二脉乃表裡也有病何以分之岐伯曰外引小絡痛者邪在肌腠也内引小絡痛者邪在膜原也應龍曰小絡又在何所岐伯曰小絡在膜原之間也

陳士鐸曰小絡一篇本無深文備載諸此以小絡異于膜原耳知膜原之異即知肌腠之異也

肺金篇

少師問曰肺金也脾胃土也土宜生金有時不能生金者謂何岐伯曰脾胃土旺而肺金強脾胃土衰而肺金弱又何疑乎然而脾胃之氣太旺反非肺金所喜者由于土中火氣之過盛也土為肺金之母火為肺金之賊生變為尅烏乎宜乎少師曰金畏火尅宜避火矣何又親火乎岐伯曰肺近火則金氣之柔者必銷矣然肺離火則金氣之頑者必折矣所貴微火以通薰肺也故土中無火不能生肺金之氣而土中多火亦不能生肺金

之氣也所以烈火為肺之所畏微火為肺之所喜少師公曰善請問金木之生尅岐伯曰肺金制肝木之旺理也而肝中火盛則金受火炎肺失清肅之令矣避火不暇敢制肝木乎即木氣空虛已不畏肺金之刑況金受火制則肺金之氣必衰肝木之火愈旺勢必橫行無忌侵伐脾胃之土所謂欺子弱而凌母強也肺之母家受敵禦木賊之強橫矣能顧金子之困窮肺失化源益加弱矣肺弱歉其下生腎水難矣水無金生則水不能制火毋論上焦之火焚燒而中焦之火亦隨之更熾甚且

下焦之火亦挾水沸騰矣少師曰何肺金之召火也岐伯曰肺金嬌臟也位居各臟腑之上火性上炎不發則已發則諸火應之此肺金之所以獨受厥害也少師曰肺為嬌臟曷禁諸火之威逼乎金破不鳴斷難免矣何以自免于禍乎岐伯曰仍賴腎子之水以救之是以肺腎相親更倍于土金之相愛以土生金而金難生土肺生腎而腎能生肺晝夜之間肺腎之氣實彼此往来兩相通而兩相益也少師曰金得水以解炎敬聞命矣然金有時而不畏火者何謂乎岐伯曰此論其變也少師

曰請盡言之岐伯曰火爍金者烈火也火氣自微何以爍金非惟不畏火且侮火矣火難制金則金氣日旺肺成頑金過剛而不可犯于是肅殺之氣必來伐木肝受金刑力難生火火勢轉衰變為寒火矣足畏乎然而火過寒無溫氣以生土土又何以生金久之火寒而金亦寒矣少師曰善請問金化為水而水不生木者又何謂乎岐伯曰水不生木豈金反生木乎水不生木者金受火融之水也真水生木而融化之水剋木矣少師曰善

陳士鐸曰肺不燥不成頑金肺過溼不成柔金以肺

中有火也肺得火則金益肺失火則金損故金中不可無火亦不可有火也水火不旺金叉得其宜也揔不可使金之過旺耳

肝木篇

少師曰肝屬木々非水不養故腎為肝之母也腎衰則木不旺矣是肝木之虛皆腎水之涸也然而肝木之虛不全責腎水之衰者何故岐伯曰此肝木自鬱也木喜疏泄遇風寒之邪拂抑之事肝輙氣鬱不舒肝鬱必下剋脾胃制土有力則木氣自傷勢必求濟腎水々生木而鬱氣未解反助剋土之橫土怒水助轉來剋水肝不受腎之益腎且得土之損未有不受病者也腎既病矣自難滋肝木之枯肝無水養其鬱更甚鬱甚而剋土愈

力脾胃受傷氣難轉輸必求救于心火心火因肝木之鬱全不顧心心失化源何能生脾胃之土乎于是憐土子之受傷不敢啓肝母之過逆反嗔肺金不制肝木乃出其火而剋肺肺無土氣之生復有心火之剋則肺金難以自存聽肝木之逆無能相制矣少師曰木無金制宜木氣之舒矣何以仍鬱也岐伯曰木性曲直必得金制有成今金弱木強則肝寡于畏任鬱之性以自肆土無可剋水無可養火無可助于是木空受焚矣此木無金制而愈鬱也所以治肝必解鬱為先鬱解而肝氣自

平何至尅土〻無木尅則脾胃之氣自易升騰自必忘尅腎水轉生肺金矣肺金得脾胃二土之氣則金氣自旺令行清肅腎水無匱乏之憂且金強制木〻無過旺肝氣平矣少師曰肝氣不平可以直折之乎岐伯曰肝氣最惡者鬱也其次則惡不平不平之極即鬱之極也故平肝尤尚解鬱少師曰其故何也岐伯曰肝氣不平肝中之火過旺也肝火過旺由肝木之塞也外閉内焚非燥土之氣即耗心之血矣夫火旺宜爲心之所喜然温火生心烈火逼心所以火盛之極可暫用寒涼以瀉

肝火鬱之極宜兼用舒泄以平肝也少師曰善

陳士鐸曰木不鬱則不損肝木之鬱即逆之之謂也人能解鬱則木得其平矣何鬱之有

腎水篇

少師曰請問腎水之義岐伯曰腎屬水先天真水也水生于金故肺金為腎母然而肺不能竟生腎水也必得脾土之氣薰蒸肺始有生化之源少師曰土剋水者也何以生水岐伯曰土貪生金全忘剋水矣少師曰金生水而水養于金何也岐伯曰腎水非肺金不生肺金非腎水不潤蓋肺居上焦諸臟腑之火咸來相逼苟非腎水灌注則肺金立化矣所以二經子母最為關切無時不交相生亦無時不交相養也是以補腎者必須益肺

補肺者必須潤腎始既濟而成功也少師曰腎得肺之生即得肺之損又何以養各臟腑乎岐伯曰腎交肺而肺益生腎則腎有生化之源山下出泉涓涓正不竭也腎既優渥乃分其水以生肝肝木之中本自藏火有水則木且生心無水則火且焚木木得水之濟則木能自養矣木養于水木有和平之氣自不尅土而脾胃得遂其升發之性則心火何至躁動乎自然水不畏火之炎乃上潤而濟心矣少師曰水潤心固是水火之既濟但恐火炎而水不來濟也岐伯曰水不潤心故木無水養

也木無水養肝必乾燥火焚木焚燥盡脾胃之液肺金救土之不能何暇生腎中之水々涸而肝益加燥腎無瀝以養肝安得餘波以灌心乎肝木愈橫心火愈炎腎水畏焚因不上濟于心此腎衰之故非所謂腎旺之時也少師曰腎衰不能濟心獨心受其損乎岐伯曰心無水養則心君不安乃遷其怒于肺金遂移其火以逼肺矣肺金最畏火炎隨移其熱于腎而腎因水竭水中之火正無所依得心火之相會翕然升木變出龍雷由下焦而騰中焦由中焦而騰上焦有不可止遏之機矣是

五臟七腑均受其害寧獨心受損乎少師曰何火禍之酷乎岐伯曰非火多為害乃水少為災也五臟有臟火七腑有腑火火到之所同氣相親故其勢易旺所異者水以濟之也而水止腎臟之獨有且水中又有火也水之不足安敵火之有餘此腎臟所以有補無瀉也少師曰各臟腑皆取資于水宜愛水而畏火矣何以多助火以增焰乎岐伯曰水少火多一見火發惟恐火之耗水競來顧水誰知反害水乎此禍生于愛非惡水而愛火也少師曰火多水少瀉南方之火非即補北方之水乎

岐伯曰：水火又相根也。無水則火烈，無火則水寒。火烈則陰虧也，水寒則陽消也。陰陽兩平，必水火既濟矣。少師曰：火水既濟，獨不畏土之侵犯乎？岐伯曰：土能剋水，而土亦能生水也。水得土以相生，則土中出水，始足以養肝木而潤各臟腑也。第不宜過于生之，則水勢汪洋，亦能冲決堤圻，水無土制，变成洪水之逆流，故水不畏土之剋也。少師曰：善。

陳士鐸曰：五行得水則潤，失水則損，況取資多而分散少乎？故水為五行之所竊，不可不多也。說得水之

有益有此可悟水矣

心火篇

少師曰：心火，君火也，何故宜靜不宜動？岐伯曰：君主無為，心為君火，安可有為乎？君主有為，非生民之福也。所以心靜則火息，心動則火炎。息則脾胃之土受其益，炎則脾胃之土受其災。少師曰：何謂也？岐伯曰：脾胃之土喜溫火之養，惡烈火之逼也。溫火養則土有生氣而成活土，烈火逼則土有死氣而成焦土矣。焦火何以生金？肺金乾燥，必求濟于腎水，而水不足以濟之也。少師曰：腎水本濟心火者也，何以救之無裨乎？岐伯曰：人身之腎水原非有餘，況見心火之太旺，雖濟火甚切，獨不畏火氣之爍乎？故避火之炎，不敢上升于心中也。心無水濟，則心火更烈，其尅肺益甚。肺畏火刑，必求援于腎子，而腎子欲救援而無水，又不忍肺母之凌爍，不得不出其腎中所有，傾國以相助，于是水火兩騰，升于上焦，而與心相戰。心因無水以尅肺，今見水不濟心，火來助肺，欲取其水，而轉與火相合，則火勢更旺，于是肺不受腎水之益，反得腎火之虐矣。斯時肝經之木見肺金太弱，亦出火以焚心，明助腎母以稱干，實報肺仇而加刃也。

少師曰：何以解氣乎？岐伯曰：心火動極矣，安其心而火可息也。少師曰：可用寒涼直折其火乎？岐伯曰：寒涼可暫用，不可久用也。暫用則火化為水，久用則水變為火也。少師曰：斯又何故歟？岐伯曰：心火必得腎水以濟之也。滋腎安心，則心火永靜；舍腎安心，則心火仍動矣。少師曰：凡水火未有不相剋也，而心腎水火何相交而相濟乎？岐伯曰：水不同耳。腎中邪水最剋心火，腎中真水最養心火。心中之液，即腎內真水也。腎之真水旺而心火安，腎之真水衰而心火沸，是以心腎交而水火既濟心腎開而水火未濟也少師曰心在上腎在下地位懸殊何彼此樂交無間乎岐伯曰心腎之交雖胞胎導之實肝木介之也肝木氣通腎無阻隔肝木氣鬱心腎即閉塞也少師曰然則肝木又何以養之岐伯曰腎水為肝木之母補腎即所以通肝木非水不旺火非木不生欲心液之不枯必肝血之常足欲肝血之不乏必腎水之常盈補肝木要不外補腎水也少師曰善

陳士鐸曰心火君火也君心為有形之火可以水折不若腎中之火為無形之火也無形之火可以水養

知火之有形無形而虛火實火可明矣

脾土篇 四卷

少師問曰脾為溼土土生于火是火為脾土之父母乎岐伯曰脾土之父母不止一火也心經之君火包絡三焦命門之相火皆生之然而君火之生脾土甚踈相火之生脾土甚切而相火之中命門之火尤為最親少師曰其故何歟岐伯曰命門盛衰即脾土盛衰命門生絶即脾土生絶也蓋命門為脾土之父母實關死生非若他火之可旺可微可有可無也少師曰命門火過旺多非脾土之宜又何故乎岐伯曰火少則土溼無發生之

熾火多則土乾有燥裂之害蓋脾為溼土土中有水命門者水中之火也火藏水中則火為既濟之火自無亢焚之禍與脾土相宜故火盛亦盛火衰亦衰火生則生火絕則絕也若火過于旺是火勝于水矣水不足以濟火乃未濟之火也火似旺而實衰假旺而非真旺也與脾土不相宜耳非惟不能生脾轉能耗土之生氣脾土無生氣則赤地乾枯欲化精微以潤各臟腑難矣且火氣上炎與三焦包絡之火直冲而上與心火相合火愈旺而土愈耗不成為焦火得乎少師曰焦土能生肺金

乎岐伯曰肺金非土不生今土成焦土中鮮潤澤之氣何以生金哉且不特不生金也更且嫁禍于肺矣蓋肺之土氣之生又多火氣之逼金弱木強必至之勢也木強凌土而土敗更難生金肺金絕而腎水亦絕也水絕則木無以養木枯自焚益添火焰土愈加燥矣少師曰治何經以救之岐伯曰火之有餘水之不足也補水則火自息然而徒補水則水不易生補肺金之氣則水有化源不患乎無本也腎得水以制火則水火相濟火無偏旺之害此治法之必先補水也少師曰善

陳士鐸曰脾土與胃土不同生脾土與胃土生不同雖生土在於火也然火各異生脾土必須于心生胃土必須於包絡心為君火包絡為相火也二火斷須補腎以水能生火耳

胃土篇

少師問曰：脾胃皆土也，有所分乎？岐伯曰：脾，陰土也；胃，陽土也。陰土逢火則生，陽土必生于君火。君火者，心火也。少師曰：土生于火，火來生土，兩相親也。豈胃土遇三焦命門之相火，辭之不受乎？岐伯曰：相火與胃不相合也，故相火得之而燔，不若君火得之而樂也。少師曰：心包亦是相火，何與胃親乎？岐伯曰：心包絡代君火以司令者也，故心包相火即與君火無異，此胃土之所以相親也。少師曰：心包代心之職，胃土取資心包，無異取資心火矣。但二火生胃土則受益，二火助胃火則受禍者，何也？岐伯曰：胃土衰則喜火之生，胃火盛則惡火之助也。少師曰：此又何故歟？岐伯曰：胃陽土，宜弱不宜强。少師曰：何以不宜强也？岐伯曰：胃多氣多血之府，其火易動，動則燎原而不可制，不特爍肺以殺子，且焚心以害母矣。且火之盛者，水之涸也，火沸上騰，必至有焚林竭澤之虞，爍腎水，燒肝木，其能免乎？少師曰：治之柰何？岐伯曰：火盛必濟之水，然水非外水也，外水可暫救以止炎，非常治之法也，必大滋其内水之匱，内水者，腎水也然而火盛之時滋腎之水不能瀉胃之火以火旺不易滅水衰難聚生也少師曰又將奈何岐伯曰救焚之法先瀉胃火後以水濟之少師曰五臟六腑皆藉胃氣為生瀉胃火不損各臟腑乎吾恐水未生腎先絕矣岐伯曰火不息則土不安先息火後濟水則甘霖優渥土氣升騰自易發生萬物此瀉胃正所以救胃是瀉火非瀉土也胃土有生機各臟腑豈有死法乎此救胃又所以救腎并救各臟腑也少師曰胃氣安寧肝木來剋奈何岐伯曰肝來剋胃亦因肝木之燥也木燥則肝氣不平

矣不平則木鬱不伸上剋胃土土氣自無生發之機故調胃之法以平肝為重肝氣平矣又以補水為急水旺而木不再鬱也惟是水不易旺仍須補肺金旺則生水水可養木金旺則制木木不剋土胃有不得其生發之性者乎少師曰善

陳士鐸曰胃土以養水為主養水者助胃也胃中有水則胃火不沸故補腎正所以益胃也可見胃火之盛由於腎水之衰補腎水正補胃土也故胃火可殺胃火宜培不可桼也

包絡火篇

少師曰心包之火無異心火其生剋同乎岐伯曰言同則同言異則異心火生胃心包之火不止生胃也心火剋肺心包之火不止剋肺也少師曰何謂也岐伯曰心包之火生胃亦能死胃〻土衰得心包之火而土生胃火盛得心包之大火而土敗土母既敗肺金之子何能生乎少師曰同一火也何生剋之異岐伯曰心火陽火也其勢急而可避心包之火陰火也其勢緩而可親故心火之剋肺一時之刑心包之剋肺實久遠之害〻生于

刑者勢急而患未大害生于恩者勢緩而患漸深也少師曰可救乎岐伯曰亦在制火之有餘而已少師曰制之柰何岐伯曰心包陰火竊心之陽氣以自養亦必得腎之陰氣以自存心欲温腎〻欲潤心皆先交心包以通之使腎水少衰心又分其水氣腎且供心火之不足安能分餘惠以慰心包心包乾涸毋怪其害胃土也補腎水之枯則水足灌心而化液即足注心包而化津此不救胃正所以救胃也少師曰包絡之火可瀉乎岐伯曰胃土過旺必瀉心包之火然心包之火可暫瀉而不

可以瀉也心包逼近于心瀉包絡則心火不寧矣少師曰然則柰何岐天師曰肝經之木包絡之母也瀉肝則心包絡之火必衰矣少師曰肝亦心之母也瀉肝而心火不寒乎岐天師曰暫瀉肝則包絡損其焰而不至于害心即久瀉肝則心君減其炎亦不至于害包絡猶勝于直瀉包絡也少師曰誠若師言瀉肝經之木可救急而不可圖緩請問善後之法岐伯曰水旺則火衰既濟之道也安能舍補腎水别求瀉人哉少師曰善

陳士鐸曰包絡之火為相火相火宜補不宜瀉也宜

補而用瀉必害心包矣

三焦火篇

少師曰三焦無形其火安生乎岐伯曰三焦稱腑虛腑也無腑而稱腑有隨寓為家之義故逢木則生逢火則旺即逢金逢土亦不相仇而相得總欲竊各臟腑之氣以自旺也少師曰三焦耗臟腑之氣宜為各臟腑之所絕矣何以反親之也岐伯曰各臟腑之氣非三焦不能通達上下故樂其來親而益之以氣即有偷竊亦安焉而不問也少師曰各臟腑樂與三焦相親然三焦樂與何臟腑為更親乎岐伯曰最親者胆木也胆與肝為表

裡是肝胆為三焦之母即三焦之家也無家而寄生于母家不無府而有府乎然而三焦之性喜動惡靜上下同流不樂安居于母宅又不可謂肝胆之宮竟是三焦之府也少師曰三焦火也火必畏水何故與水親乎岐伯曰三焦之火最善制水非親水而喜入于水也蓋水無火氣之溫則水成寒水矣寒水何以化物故腎中之水得三焦之火而生膀胱之水得三焦之火而化火與水合實有既濟之歡也但恐火過于熱制水太甚水不淂益而得損必有乾燥之苦也少師曰然則何以治之

岐伯曰瀉火而水自流也少師曰三焦無腑瀉三焦之火何從而瀉之岐伯曰視助火之臟腑以瀉之即所以瀉三焦也少師曰善

陳士鐸曰三焦之火附於臟腑臟腑旺而三焦旺臟腑衰而三焦衰故助三焦在于助各臟腑也瀉三焦火可置臟腑於不問乎然則三焦盛衰全在臟腑也

膽木篇

少師曰：膽寄于肝，而木必生于水。腎水之生肝，即是生膽矣，豈另來生膽乎？岐伯曰：腎水生木，必先生肝，肝即分其水以生膽。然肝與膽皆腎子也，腎豈有踈于膽者乎？惟膽與肝為表裡，實手足相親，無彼此之分也。故腎水旺而肝膽同旺，腎水衰而肝膽同衰，非僅肝血旺而膽汁盈，肝血衰而膽汁衰也。少師曰：然亦有腎水不衰，膽氣自病者，何也？岐伯曰：膽之汁主藏，膽之氣主泄，故喜通不喜塞也。而膽氣又最易塞，一遇外寒，膽氣不通矣一遏内欝胆氣不通矣單補腎水不舒膽木則木中之火不能外泄勢必下尅脾胃之土木土交戰多致胆氣不平非助火以刑肺必耗水以虧肝于是胆欝肝亦欝矣肝胆交欝其塞益甚故必以解欝為先不可徒補腎水也少師曰肝胆同欝將獨解胆木之塞乎岐伯曰欝同而解欝烏可異哉胆欝而肝亦欝肝舒而膽亦舒舒胆之後濟之補水則水蔭木以敷榮木得水而調達既不絕肝之血有不生心之液者乎自此三焦得木氣以為根即包絡亦得胆氣以為助十二經無不取决于

胆也何憂匱乏哉少師曰善

陳士鐸曰肝胆同為表裡肝盛則胆盛肝衰則胆衰

所以治胆以治肝為先肝易于鬱而胆之易鬱又寧

與胆殊乎故治胆必治肝也

膀胱水篇

少師曰水屬陰膀胱之水謂之陽水何也岐伯曰膀胱之水水中藏火也膀胱無火水不化故以陽水名之膀胱腑中本無火也恃心腎二臟之火相通化水水始可藏而亦可泄夫火屬陽膀胱既通火氣則陰變為陽矣

少師曰膀胱通心腎之火然親于腎而踈于心也心火屬陽膀胱亦屬陽陽不與陽親何也岐伯曰膀胱與腎為表裡最為關切故腎親于膀胱而膀胱亦不能踈于腎也心不與膀胱相合毋怪膀胱之踈心矣然心雖不

合于膀胱而心實與小腸為表裡小腸與膀胱正相通也心合小腸不得不合膀胱矣是心與膀胱其迹若遠而實近也少師曰然則膀胱親于心而疎于腎乎岐伯曰膀胱陽水也喜通陰火而不喜通陽火似心火來親未必得之化水然而腎火不通心火則陰陽不交膀胱之陽火正難化也少師曰此又何故歟岐伯曰心火下交于腎則心包三焦之火齊来相濟助胃以化膀胱之水倘心不交腎心包三焦之火各奉心火以上炎何敢下降以私通于腎既不下降敢代君以化水乎少師曰

君火無為相火有為君火不下降包絡相火正可代君出治何以心火不交相火亦不降乎岐伯曰君臣一德而天下治君火交而相火降則膀胱得火而水化君火離而相火降則膀胱得火而水乾雖君火恃相火而行亦相火必藉君火而治腎得心火之交又得包絡之降陰陽合為一性竟不能分腎為陰心為陽矣少師曰心腎之離合膀胱之得失如此乎岐伯曰膀胱可寒而不可過寒可熱而不可過熱過寒則遺過熱則閉皆心腎不交之故也此水火所以重既濟耳少師曰善

陳士鐸曰膀胱本為水臟然水中藏火無水不交無火亦不交也故心腎二腑皆通於膀胱之臟膀胱不通又何交乎交心腎正藏水火也

大腸金篇

少師曰金能生水大腸屬金亦能生水乎岐伯曰大腸之金陽金也不能生水且藉水以相生少師曰水何能生金哉岐伯曰水不生金而能養金養即生也少師曰人身火多于水安得水以養大腸乎岐伯曰大腸雖水實無以養而水苦無多所異者脾土生金轉輸精液庶無乾燥之虞而後以腎水潤之便慶濡澤耳是水土俱為大腸之父母也少師曰土生金而大腸益燥何也岐伯曰土柔而大腸潤土剛而大腸燥矣少師曰土剛何

以燥也岐伯曰土剛者因火旺而剛也土剛而生金更甚然未免同火俱生金喜土而畏火雖生而實剋矣安得不燥哉少師曰水潤金也又善蕩金者何故歟岐伯曰大腸得真水而養得邪水而蕩也邪正不兩立勢必相遇而相爭邪旺而正不能敵則冲激淜湃傾腸而瀉矣故大腸尤宜防水防水者防外來之水非防內存之水也少師曰人非水火不生人日飲水何以防之岐伯曰防水何若培土乎土旺足以制水土旺自能生金制水不害邪水之侵生金無愁真水之涸自必火靜而金

安可傳導而變化也少師曰大腸無火往往有傳導變化而不能者又何故歟岐伯曰大腸惡火又最喜火也惡火者惡陽火也喜火者喜陰火也陰火不同而腎中之陰火尤其所喜喜火者喜其火中之有水也少師曰腎火雖水中之火然而尅金何以喜之岐伯曰肺腎子母也氣無時不通肺與大腸為表裡腎氣生肺即生大腸矣大腸得腎中水火之氣始得司其開闔也倘水火不入于大腸開闔無權何以傳導變化乎少師曰善

陳士鐸曰大腸無水火何以開闔開闔既難何以傳

導变化乎可悟大腸必須於水火也大腸無水火之真即邪来犯之故防邪仍宜潤正耳

小腸火篇

少師曰：小腸屬火乎？屬水乎？岐伯曰：小腸與心為表裡，與心同氣，屬火無疑。其體則為水之路，故小腸又屬水也。少師曰：然則小腸居水火之間，乃不陰不陽之腑乎？岐伯曰：小腸屬陽，不屬陰也。兼屬之水者，以其能導水也。水無火不化，小腸有火，故能化水。水不化火，而火且化水，是小腸屬火明矣。惟小腸之火代心君以變化，心即分其火氣以與小腸，始得導水以滲入于膀胱。然有心之火氣，無腎之水氣，則心腎不交，水火不合，水不能遞滲于膀胱矣少師曰斯又何故乎岐伯曰膀胱水腑也得火而化亦必得水而親小腸之火欲通膀胱必得腎中真水之氣以相引而後心腎會而水火濟可滲入亦可傳出也少師曰小腸為受盛之官既容水穀安在腸內無水必藉腎水之通膀胱乎岐伯曰真水則存而不泄邪水則走而不守也小腸得腎之真水故能化水穀而分清濁不隨水穀俱出也此小腸所以必資于腎氣耳少師曰善

陳士鐸曰小腸之火有水以濟之故火不上焚而水

始下降也火不上焚者有水以引之也水不下降者
有火以升之也有升有引皆既濟之道也

命門真火篇

少師曰命門居水火中屬水乎屬火乎岐伯曰命門火也無形有氣居兩腎之間能生水而亦藏于水也少師曰藏于水以生水何也岐伯曰火非水不藏無水則火沸矣水非火不生無火則水絶矣水與火蓋兩相生而兩相藏也少師曰命門之火既與兩腎相親宜與各臟腑踈矣岐伯曰命門為十二經之主不止腎恃之為根各臟腑無不相合也少師曰十二經皆有火也何藉命門之生乎岐伯曰十二經之火皆後天之火也後天之

火非先天之火不化十二經之火得命門先天之火則生生不息而後可轉輸運動變化于無窮此十二經所以皆仰望于命門各倚之為根也少師曰命門之火氣甚微十二經皆來取資盡為分給不虞匱之乎岐伯曰命門居水火中水火相濟取之正無窮也少師曰水火非出于腎乎岐伯曰命門水火雖不全屬于腎亦不全離乎腎也蓋各經之水火均屬後天獨腎中水火則屬先天也後天火易旺先天火易衰故命門火微必須補火而補火必須補腎又必兼水火補之正以命門之火

可旺而不可過旺也火之過旺水之過衰也水衰不能濟火則火無所制必焚沸于十二經不受益而受損矣故補火必須于水中補之水中補火則命門與兩腎有既濟之歡分布于十二經亦無未濟之害也少師曰命門之係人生死甚重內經何以遺之岐伯曰未嘗遺也主不明則十二官危所謂主者正指命門也七節之旁有小心小心者亦指命門也人特未悟耳少師曰命門為主前人未言何也岐伯曰廣成子云窈窈冥冥其中有神恍恍惚惚其中有氣亦指命門也誰謂前人勿道

哉且命門居于腎通于任督更與丹田神室相接存神于丹田所以温命門也守氣于神室所以養命門也修仙之道無非温養命門耳命門旺而十二經皆旺命門衰而十二經皆衰也命門生而氣生命門絕而氣絕矣

少師曰善

陳士鐸曰命門為十二之主素問不明言者以主之難識耳然不明言者未嘗不顯言之也無如世人不悟耳經天師指示而命門絕而不絕矣秦火未焚之前何故修命門者少總由于不善讀内經也

命門經主篇 五卷

雷公問于岐伯曰十二經各有一主〻在何經岐伯曰腎中之命門為十二經之主也雷公曰十二經最神者心也宜心為主不宜以腎中之命門為主也岐伯曰以心為主此主之所以不明也主在腎之中不在心之内然而離心非主離腎亦非主也命門殆通心腎以為主乎豈惟通心腎哉五臟七腑無不共相貫通也雷公曰其共相貫通者何也岐伯曰人非火不生命門屬火先天之火也十二經得命門之火始能生化雖十二經

来通于門命亦命門之火原能通之也雷公曰命門屬
火宜與火相親何偏居于腎以親水氣耶岐伯曰腎火
無形之火也腎水無形之水也有形之火水能尅之無
形之火水能生之大尅于水者有形之水也火生于水
者無形之水也然而無形之火偏能生無形之水故火
不藏于火轉藏于水所謂一陽陷于二陰之間也人身
先生命門而後生心〻生肺〻生脾〻生肝〻生腎相
合而相生亦相尅而相生也十二經非命門不生正不
可以生尅而拘視之也故心得命門而神明應物也肝

得命門而謀慮也膽得命門而決斷也胃得命門而受納也脾得命門而轉輸也肺得命門而治節也大腸得命門而傳導也小腸得命門而布化也腎得命門而作强也三焦得命門而決瀆也膀胱得命門而畜洩也是十二經為主之官而命門為十二官之主有此主則十二官治無此主則十二官亡矣命門為主供十二官之取資其火易衰其火亦易旺然衰乃真衰旺乃假旺先天之火非先天之水不生水中補火則真衰者不衰矣火中補水則假旺者不旺矣見其衰補火而不濟之以水

則火益微見其旺瀉火而不濟之以水則火益熾雷公曰何道之渺乎非天師又孰能知之

陳士鐸曰命門在心腎之中又何說之有無如世人未知也此篇講得暢快非無主之文

五行生剋篇

雷公問于岐伯曰余讀内經載五行甚詳其旨盡之乎岐伯曰五行之理又何易窮哉雷公曰盍不盡言之岐伯曰談天乎談地乎談人乎雷公曰請言人之五行岐伯曰心肝脾肺腎配火木土金水非人身之五行乎雷公曰請言其變岐伯曰變則又何能盡哉試言其生剋生剋之變者生中剋也剋中生也生不全生也剋不全剋也生畏剋而不敢生也剋畏生而不敢剋也雷公曰何以見生中之剋乎岐伯曰腎生肝腎中無水水涸而

火騰矣肝木受焚腎何生乎肝生心肝中無水〻燥而木焦矣心火無煙肝何生乎心君火也包絡相火也二火無水將自炎也土不得火之生反得火之害矣脾生肺金也土中無水乾土何以生物鑠石流金不生金反剋金矣肺生腎水也金中無水死金何以出泉崩鑪飛汞不生水反剋水矣蓋五行多水則不生五行無水亦不生也雷公曰何以見剋中之生乎岐伯曰肝剋土〻得木以疏通則土有生氣矣脾剋水〻得土而畜積則土有生基矣腎剋火〻得水以相濟則火有神光矣心剋金然

肺金必得心火以煅煉也肺尅木然肝木必得肺金以斷削也非皆尅以生之乎　雷公曰請言生不全生歧伯曰生不全生者專言腎水也各臟腑無不取資于腎心得腎水而神明煥發也脾得腎水而精微化導也肺得腎水而清肅下行也肝得腎水而謀慮決斷也七腑亦無不得腎水而布化也然而取資多者分給必少矣親于此者疎于彼厚于上者薄于下此生之所以難全也　雷公曰請言尅不全尅歧伯曰尅不全尅者專言腎火也腎火易動難靜易逆難順易上難下故一動則

無不動矣一逆則無不逆矣一上則無不上矣騰于心躁煩矣入于脾乾涸矣升于肺喘嗽矣流于肝焚燒矣冲擊于七腑燥渴矣雖然腎火乃雷火也亦龍火也龍雷之火其性雖猛然聚則力專分則勢散無乎不尅反無乎金尅矣　雷公曰生畏尅而不敢生者若何岐伯曰肝木生心火也而肺金太旺肝畏肺尅不敢生心則心氣轉弱金尅肝木矣心火生胃土也而腎火太旺不敢生胃則胃氣更虚水侵胃土矣心包之火生脾土也而腎水過泛不敢生脾則脾氣加困水欺脾土矣脾胃

之土生肺金也而肝木過剛脾胃畏肝不敢生肺則肺氣愈損木侮脾胃矣肺金生腎水也而心火過炎肺畏心剋不敢生腎則腎氣益枯火刑肺金矣腎水生肝木也而脾胃過燥腎畏脾胃之土不敢生肝則肝氣更凋土制腎水矣雷公曰何法以制之乎岐伯曰制剋以遂其生則生不畏剋助生而忘其剋則剋即為生雷公曰善剋畏生而不敢剋者又若何岐伯曰肝木之盛由于腎水之旺也木旺而肺氣自衰柔金安能剋剛木乎脾胃土盛由于心火之旺也土旺而肝氣自弱僵木能剋

焦土乎腎水之盛由肺金之旺也水旺而脾土自微淺土能剋滿水乎心火之盛由于肝木之旺也火旺而腎氣必虛与水能剋烈火乎肺金之盛由于脾土之旺也金盛而心氣自怯寒火能剋頑金乎雷公曰何法以制之岐伯曰救其生不必制其剋則弱多為强因其剋及更培其生則衰轉為盛雷公曰善

陳士鐸曰五行生剋本不可顛倒不可顛倒而顛倒者言生剋之变也篇中專言其变而变不可窮矣當細〻觀之

小心真主篇

為當問于岐伯曰物之生也生于陽物之成也成于陰陽火也陰水也二者在身藏于何物乎岐伯曰大哉問也陰陽有先後天之殊也後天之陰陽藏于各臟腑先天之陰陽藏于命門為當曰命門何物也岐伯曰命門者水火之源水者陰中之水也火者陰中之火也為當曰水火均屬陰是命門藏陰不藏陽也其藏陽又何所乎岐伯曰命門藏陰即藏陽也為當曰其藏陰即藏陽之義何居岐伯曰陰中之水者真水也陰中之火者真

火也真火者真水之所生真水者真火之所生也水生于火者火中有陽也火生于水者水中有陽也故命門之火謂之原氣命門之水謂之原精〻旺則體强氣旺則形壯命門水火實藏陰陽所以為十二經之主也主者即十二宫之化源也命門之精氣盡則水火兩亡陰陽間隔真息不調人病輒死矣為當曰陰陽有偏勝何也岐伯曰陰勝者非陰盛也命門火微也陽勝者非陰盛也命門水竭也為當曰陰勝在下陽勝在上者何也岐伯曰陰勝于下者水竭其源則陰不歸陽矣陽勝于

上者火衰其本則陽不歸陰矣陽不歸陰則火炎于上而不降陰不歸陽則水沉于下而不升可見命門為水火之府也陰陽之宅也精氣之根也死生之竇也為當曰命門為十二官之主寄于何臟岐伯曰七節之旁中有小心小心即命門也為當曰鬲肓之上中有父母非小心之謂歟岐伯曰鬲肓之上中有父母者言三焦包絡也非言小心也小心在心之下腎之中

陳士鐸曰小心在心腎之中乃陰陽之中也陰無陽氣則火不生陽無陰氣則水不長世人錯認小心在

鬲肓之上此命門：真主不明也誰知小心即命門

哉

水不剋火篇

大封司馬問于岐伯曰水剋火者也人有飲水而火不解者豈火不能制水乎岐伯曰人生于火養于水〻養火者先天之真水也水剋火者後天之邪水也飲水而火熱不解者外水不能救內火也大封司馬曰余終不解其義幸明示之岐伯曰天開于子地闢于丑人生于寅〻實有火也天地以陽氣為生以陰氣為殺陽即火陰即水也然而火不同有形之火離火也無形之火乾火也有形之火水之所剋無形之火水之所生飲水而

火不解者無形之火得有形之水而不相入也豈惟不
能解且有激之而火熾者大封司馬曰然則水不可飲
乎岐伯曰水可少飲以解燥不可暢飲以解氛大封司
馬曰此何故乎岐伯曰無形之火旺則有形之火微無
形之火衰則有形之火盛火得水反熾必多飲水也水
多則無形之火因之益微矣無形之火微而有形之火
愈增酷烈之勢此外水之所以不能救內火非水之不
剋火也大封司馬曰何以治之岐伯曰補先天無形之
水則無形之火自息矣不可見其火熱飲水不解勸多

飲以速亡也

陳士鐸曰：水分有形無形，何疑於水哉？水尅有形之火，難尅無形之火，故水不可飲也。說得端然，實理非泛然而論也。

三關升降篇

巫咸問曰：人身三關在何經乎？岐伯曰：三關者，河車之關也。上玉枕，中腎脊，下尾閭。巫咸曰：三關何故關人生死乎？岐伯曰：關人生死，故名曰關。巫咸曰：請問生死之義。岐伯曰：命門者，水中火也。水火之中實藏先天之氣，脾胃之氣後天之氣也。先天之氣不交于後天，則先天之氣不長；後天之氣不交于先天，則後天之氣不化。二氣必晝夜交而後生生不息也。然而後天之氣必得先天之氣先交而後生，而先天之氣必由下而上升降諸脾胃以分散于各藏腑三關者先天之氣所行之徑道也氣旺則升降無礙氣衰則阻〻則人病矣巫咸曰氣衰安旺乎岐伯曰助命門之火益腎陰之水則氣自旺矣巫咸曰善

陳士鐸曰人有三關故可生可死然生死實在先天不在後天也篇中講後天者逆死而生非愛生而惡死人能長守先天何惡先天之能死乎

表微論

奚仲問于岐伯曰：天師陰陽別論中有陰結陽結之言，結在臟乎，抑結在腑乎？岐伯曰：合臟腑言之也。奚仲曰：臟陰腑陽，陰結在臟，陽結在腑乎？岐伯曰：陰結陽結者，言陰陽之氣結也，合臟腑言之，非陽結而陰不結，陰結而陽不結也。陰陽之道，彼此相根，獨陽不結，獨陰亦不結也。奚仲曰：陰陽別論中又有剛與剛之言，言臟乎，言腑乎？岐伯曰：專言臟腑也。陽陰氣不和，臟腑有過剛之失，兩剛相遇，陽過旺，陰不相接也。奚仲曰：臟之剛乎，抑腑之剛乎岐伯曰臟剛傳腑則剛在臟也腑剛傳臟則剛在腑也奚仲曰陰陽別論中又有陰搏陽搏之言亦言臟腑乎岐伯曰陰搏陽搏者言十二經之脈非言臟腑也雖然十二臟腑之陰陽不和而後十二經脈始現陰陽之搏否則搏之象不現于脈也然則陰搏陽搏言脈而即言臟腑也奚仲曰善

陳士鐸曰陽結陰結陰搏陽搏俱講得微妙

呼吸篇

雷公問于岐伯曰人氣之呼吸應天地之呼吸乎岐伯曰天地人同之雷公曰心肺主呼腎肝主吸是呼出乃心肺也吸入乃腎肝也何有時呼出不屬心肺而屬腎肝吸入不屬腎肝而屬心肺乎岐伯曰一呼不再呼一吸不再吸故呼中有吸吸中有呼也雷公曰請悉言之岐伯曰呼出者陽氣之出也吸入者陰氣之入也故呼應天而吸應地呼不再呼呼中有吸也吸不再吸吸中有呼也故呼應天而亦應地吸應地而亦應天所以呼

出心也肺也從天言之也吸入腎也肝也從地言之也呼出腎也肝也從地言之也吸入心也肺也從天言之也蓋獨陽不生呼中有吸者陽中有陰也獨陰不長吸中有呼者陰中有陽也天之氣不降則地之氣不升地之氣不升則天之氣不降天之氣下降者即天之氣呼出也地之氣上升者即地之氣吸入也故呼出心肺陽氣也而腎肝陰氣輙隨陽而俱出矣吸入腎肝陰氣也而心肺陽氣輙隨陰而俱入矣所以陰陽之氣雖有呼吸而陰陽之根無間隔也呼吸之間雖有出入而陰陽

之本無兩岐也雷公曰善

陳士鐸曰呼中有吸々中有呼是一是二人可參天地也

脉動篇

雷公問于岐伯曰手太陰肺足陽明胃足少陰腎三經之脉常動不休者何也岐伯曰脉之常動不休者不止肺胃腎也雷公曰何以見之岐伯曰四末陰陽之會者氣之大絡也四街者氣之曲徑也周流一身晝夜環轉氣無一息之止脉無一晷之停也肺胃腎脉獨動者勝于各臟腑耳非三經之氣獨動不休也夫氣之在脉也邪氣中之也有清氣中之有濁氣中之邪氣中之也清氣中在上濁氣中在下此皆客氣也見于脉中决于氣

口氣口虛補而實之氣口盛瀉而泄之雷公曰十二經動脈之穴可悉舉之乎岐伯曰手厥陰心包經動脈在手之勞宮也手太陰肺經動脈在手之大淵也手少陰心經動脈在手之陰郄也足太陰脾經動脈在腹衝門也足厥陰肝經動脈在足之太衝也足少陰腎經動脈在足之太谿也手少陽三焦經動脈在面之和髎也手太陽小腸經動脈在項之天窗也手陽明大腸經動脈在手之陽谿也足太陽膀胱經動脈在足之委中也足少陽胆經動脈在足之懸鐘也足陽明胃經動脈在足

之沖陽也各經時動時止不若胃為六腑之原肺為五臟之主腎為十二經之海各常動不休也

陳士鐸曰講脉之動處俱有條理非無因之文也

瞳子散大篇

雲師問于岐伯曰目病瞳子散大者何也岐伯曰必得之內熱多飲也雲師曰世人好飲亦常耳未見瞳子皆散大也岐伯曰內熱者氣血之虛也氣血虛則精耗矣五臟六腑之精皆上注于目瞳子尤精之所注也精注瞳子而目明精不注瞳子而目暗今瞳子散大則視物必無準矣雲師曰然往往視小為大也岐伯曰瞳子之系通于腦腦熱則瞳子亦熱熱極而瞳子散大矣夫瞳子之精神水也得腦氣之熱則水中無非火氣火欲爆

而光不收，安得不散大乎？雲師曰：何火之虐乎？岐伯曰：必飲火酒兼食辛熱之味也。火酒大熱，得辛熱之味以助之，則益熱矣。且辛之氣散，而火酒者氣酒也，亦主散，況火酒至陽之味，陽之味必升于頭面，火熱之毒直歸于腦中矣。腦中之精最惡散而最易散也，得火酒辛熱之氣，有隨入隨散者，腦氣既散于中，而瞳子散大應于外矣。彼氣血未虛者，腦氣尚不至盡散也，故瞳子亦無散大之象，然目則未有不昏者也。雲師曰：善。

陳士鐸曰：瞳子散大，不止于酒，大約腎水不足亦能

散火然水之不足乃火之有餘也益其陰而火降火降而散火者不散火也不可悟火之虐乎必認作火酒之一者尚非至理

診原篇 六卷

雷公問于岐伯曰五臟六腑各有原穴診之可以知病何也岐伯曰診脉不若診原也雷公曰何謂也岐伯曰原者脉氣之所注也切脉之法繁而難知切腧之法約而易識雷公曰請言切腧之法岐伯曰切腧之法不外陰陽氣来清者陽也氣来濁者陰也氣来浮者陽也氣来沉者陰也浮而無者陽將絶也沉而無者陰將絶也浮而清者陽氣之生也沉而清者陰氣之生也浮而濁者陰血之長也浮而清者陽血之長也以此診腧則生

死淺深如見矣

陳士鐸曰診原法不傳久矣天師之論真得其要也

精氣引血篇

力牧問于岐伯曰九竅出血何也岐伯曰血不歸經耳力牧曰病可療乎岐伯曰療非難也引其血之歸經則瘥矣力牧曰九竅出血臟腑之血皆出矣難療而曰易療者何也岐伯曰血失一經者重血失眾經者輕失一經者傷臟腑也失眾經者傷經絡也力牧曰血已出矣何引而歸之岐伯曰補氣以引之補精以引之也力牧曰氣虛則血難攝補氣攝血則余已知之矣補精引血余實未知也岐伯曰血之妄行由腎火之亂動也腎火

亂動由腎水之大衰也血得腎火而有所歸亦必得腎水以濟之也夫腎水腎火如夫婦之不可離也腎水旺而腎火自歸腎火安而各經之血自息猶婦在家而招其夫〻既歸宅外侮輙散此補精之能引血也力牧曰兼治之乎抑單治之乎岐伯曰先補氣後補精氣虛不能攝血〻攝而精可生也精虛不能藏血〻藏而氣益旺也故補氣必須補精耳力牧曰善雖然血之妄出疑火之祟耳不清火而補氣毋乃助火乎岐伯曰血至九竅之出是火盡外泄矣熱變為寒烏可再泄火乎清火

則血愈多矣力牧曰善

陳士鐸曰失血補氣本是妙理誰知補精即補氣乎補氣寓於補精之中補精寓于補血之内豈是泛然作論者寒变熱〻变寒參得个中趣纔是大羅仙

天人一氣篇

大撓問于岐伯曰天有轉移人氣隨天而轉移其故何也岐伯曰天之轉移陰陽之氣也人之氣亦陰陽之氣也安得不隨天氣為轉移乎大撓曰天之氣分春夏秋冬人之氣惡能分四序哉天之氣配日月支干人之氣惡能配兩曜一旬十二時哉岐伯曰公泥于甲子以論天也天不可測而可測人亦不可測而可測也天之氣有春夏秋冬人之氣有喜怒哀樂未嘗無四序也天之氣有日月人之氣有水火未嘗無兩曜也天之氣有小

乙丙丁戊己庚辛壬癸人之氣有陽蹻陰蹻帶衝任督陽維陰維命門胞絡未嘗無一旬也天之氣有子丑寅卯辰巳午未申酉戌亥人之氣有心肝脾肺腎心包胆胃膀胱三焦大小腸未嘗無十二時也天有氣人即有氣以應之天人何殊乎大撓曰天之氣萬古如斯人之氣何故多變動乎岐伯曰人氣之變動因乎人亦因乎天也春宜温而寒則春行冬令矣春宜温而熱則春行夏令矣春宜温而涼則春行秋令矣夏宜熱而温則夏行春令也夏宜熱而涼則夏行秋令也夏宜熱而寒則

夏行冬令也秋宜涼而熱非秋行夏令乎秋宜涼而溫非秋行春令乎秋宜涼而寒非秋行冬令乎冬宜寒而溫是冬行春令矣冬宜寒而熱是冬行夏令矣冬宜寒而涼是冬行秋令矣倒行逆施在天既變動若此欲人臟腑中不隨天變動必不得之數矣大撓曰天氣變動人氣隨天而轉移宜盡人皆如是矣何以有變有不變也岐伯曰人氣隨天而變者常也人氣不隨天而變者非常也大撓曰人氣不隨天氣而變此正人守其常也天師謂非常者予不得其旨請言其變岐伯曰宜變而

不變常也而余謂非常者以其異于常人也斯人也必平日固守元陽未丧其真陰者也陰陽不凋隨天氣之變動彼自行其陰陽之正令故能不變耳大撓曰彼變動者何以治之岐伯曰有餘者瀉之不足者補之欝則達之熱則寒之寒則温之如此而已

陳士鐸曰天人合一安能变乎說得合一之旨

地氣合人篇

大撓問曰：天人同氣，不識地氣亦同于人乎？岐伯曰：地氣之合于人氣，素問靈樞已詳哉言之，何公又問也？大撓曰：内經言地氣統天氣而並論也，未嘗分言地氣。岐伯曰：三才並立，天氣即合于地氣，地氣即合于人氣，原不必分言之也。大撓曰：地氣有獨合于人氣之時，請言其所以合也。岐伯曰：言其合則合，言其分則分。大撓曰：請言人之獨合于地氣。岐伯曰：地有九州，人有九竅，此人之獨合于地也。大撓曰：内經言之矣。岐伯曰：雖言之未嘗分晰之也大撓曰請言其分岐伯曰左目合冀右目合雝鼻合豫左耳合揚右耳合兖口合徐臍合荊前陰合營後陰合幽也大撓曰其病何以應之岐伯曰冀之地氣逆而人之左目病焉雝之地氣逆而人之右目病焉豫之地氣逆而人之鼻病焉揚之地氣逆而人之左耳病焉兖之地氣逆而人之右耳病焉徐之地氣逆而人之口病焉荊之地氣逆而人之臍病焉營之地氣逆而人之前陰病焉幽之地氣逆而人之後陰病焉此地氣之合病氣也大撓曰有驗有不驗何也岐伯曰驗

者人氣之瀉也不驗者人氣之固也固者多瀉者少故驗者亦少似地氣之不盡合人氣也然而合者理也大撓曰既有不驗恐非定理岐伯曰醫統天地人以言道烏可缺而不全乎寧言地氣聽其驗不驗也大撓曰善

陳士鐸曰地氣實合于天何分於人乎地氣有驗不驗者非分於地氣已說其合胡必求其合哉

三才並論篇

鬼臾區問曰五運之會以司六氣六氣之變以害五臟是五運之陰陽即萬物之綱紀變化之父母生殺之本始也夫子何以教區乎岐伯曰子言是也臾區退而作天元紀各論以廣五運六氣之義岐伯曰臾區之言大而肆乎雖然執臾區之論概治五臟之病是得一而失一也臾區曰何謂乎岐伯曰五運者五行也談五運即闡五行也然五行止有五五運變成六明者視六猶五也昧者眩六為千矣臾區曰弟子之言非歟岐伯曰子

言是也史區曰弟子言是夫子有後言請亟焚之岐伯曰醫道之大也得子言大乃顯然而醫道又微也執子言微乃隱余所以有後言也雖然余之後言正顯子言之大也史區曰請悉言之岐伯曰五運乘陰陽而變遷五臟因陰陽而變動執五運以治病未必有合也舍五運以治病未必相離也遺五運以立言則醫理缺其半統五運以立言則醫道該其全予故稱子言之大而肆也鬼史區曰請言缺半之理岐伯曰陰陽之氣有盈有虛男女之形有強有弱盈者虛之兆虛者盈之機蓋兩

相伏也强者弱之媒弱者强之福盖两相倚也合天地人以治邪不可止執五運以治邪也合天地人以扶正不可止執五運以扶正也鬼臾區曰醫道合天地人者始無弊乎岐伯曰人之陰陽與天地相合也陽極生陰陰極生陽未嘗異也世疑陰多于陽陰有群陰陽無二陽也誰知陽有二陽乎有陽之陽有陰之陽君火為陽之陽相火為陰之陽人有君火相火而天地亦有之始成其為天成其為地也使天地無君火萬物何以昭蘇天地無相火万物何以震動天地之君火日之氣也天

地之相火雷之氣也雷出于地而轟于天日臨于天而照于地蓋上下相合人亦何獨不然合天地人以治病則得其全執五運以治病則缺其半矣鬼臾區稽首而嘆曰大哉聖人之言乎區無以測師矣

陳士鐸曰六氣即五行之論知五行即知六氣矣世不知五運即不知五行也不知五行即不知六氣矣

五運六氣離合篇

鬼臾區問曰：五運與六氣並講，人以為異，柰何？岐伯曰：五運非六氣則陰陽難化，六氣非五運則疾病不成，二者合而不離也。夫寒暑濕燥風火，此六氣也；金木水火土，此五運也。六氣分為六，五運分為五，何不可者？詎知六氣可分，而五運不可分也。蓋病成于六氣，可指為寒暑濕燥風火；病成于五運，不可指為金木水火土。以金病必兼水，〻病必兼木，〻病必兼火，〻病必兼土，〻病必兼金也。且有金病而木亦病，木病而土亦病，土病而水亦病水病而火亦病火病而金亦病也故六氣可分門以論症五運終難拘歲以分門誠以六氣隨五運以為轉移五臟因六氣為變亂此分之不可分也鬼臾區曰然則何以治六氣乎岐伯曰五運之盛衰隨五臟之盛衰為強弱五臟盛而六氣不能衰五臟強而六氣不能弱逢司天在泉之年寒暑濕燥風火有病有不病者正五臟強而不弱也所以五臟盛者何畏運氣之侵哉鬼臾區曰善

陳士鐸曰六氣之病因五臟之不調也五臟之不調

即五行之不正也調五行即調六氣矣

六氣分門篇

雷公問于岐伯曰五運六氣合而不離統言之可也何鬼臾區分言之多乎岐伯曰五運不可分六氣不可合雷公曰其不可合者何也岐伯曰六氣之中有暑火之異也雷公曰暑火皆火也何分乎岐伯曰火不一也暑外火〻内火也雷公曰等火耳火與火相合而相應也柰何異視之岐伯曰内火之動必得外火之引外火之侵必得内火之召也似可合以立論而終不可合以分門者内火與外火異也盖外火君火也内火相火也君

火即暑，相火即火。暑乃陽火，火乃陰火，火性不同，烏可不區而別乎？六氣分陰陽，分三陰三陽也。三陰三陽中分陽火陰火者，分君相之二火也。五行概言火而不分君相，六氣分言火而各配支干，二火分配而暑與火各司其權，各成其病矣。故必宜分言之也。史區之說非私言也，實闡予論而推廣之。雷公曰：予昧矣，請示世之不知二火者。

陳士鐸曰：五行止有一火，六氣乃有二火，有二火乃分配支干矣。支干雖分而君相二火實因六氣而異

言之於不可異而異者異之於陰陽之二火也

六氣獨勝篇

雍父問曰：天地之氣，陰陽盡之乎？岐伯曰：陰陽足以包天地之氣也，雖然陰陽之中變化錯雜，未可以一言盡也。雍父曰：請言其變。岐伯曰：六氣盡之矣。雍父曰：六氣是公之已言也，請言所未言。岐伯曰：六氣之中有餘不足、勝復去留，臾區言之矣，尚有一端未言也。遇司天在泉之年不隨天地之氣轉移，實有其故，不可不論也。雍父曰：請悉論之。岐伯曰：辰戌之歲，太陽司天，而天柱不能窒抑之，此肝氣之勝也；巳亥之歲，厥陰司天，而天蓬不能窒抑之此心氣之勝也丑未之歲太陰司天而天蓬不能窒抑之此包絡之氣勝也子午之歲少陰司天而天衝不能窒抑之此脾氣之勝也寅申之歲少陽司天而天英不能窒抑之此肺氣之勝也卯酉之歲陽明司天而天内不能窒抑之此腎氣之勝也雍父曰司天之勝予知之矣請言在泉之勝岐伯曰丑未之歲太陽在泉而地晶不能窒抑之此肝胆之氣勝也寅申之歲厥陰在泉而地玄不能窒抑之此心與小腸之氣勝也辰戌之歲太陰在泉而地玄不能窒抑之此包絡三焦

之氣勝也卯酉之歲少陰在泉而地蒼不能窒抑之此脾胃之氣勝也巳亥之歲少陽在泉而地彤不能窒抑之此肺與大腸之氣勝也子午之歲陽明在泉而地阜不能窒抑之此腎與膀胱之氣勝也雍父曰予聞順天地之氣者昌逆天地之氣者亡今不為天地所窒抑是逆天地矣不夭而獨存何也岐伯曰順之昌者順天地之正氣也逆之亡者逆天地之邪氣也順可逆而逆可順乎雍父曰同是人也何以能獨勝乎岐伯曰人之強弱不同縱慾與節慾異也雍父曰善

陳士鐸曰天蓬地玄獨有二者正分其陰陽也陰陽同而神亦同者正顯其順逆也可見宜順不宜逆矣

三合篇

雷公問曰寒暑燥溼風火此六氣也天地之運化何合于人而生病岐伯曰五行之生化也雷公曰人之五臟分金木水火土彼此有勝負而人病此臟腑之自病也何關于六氣乎岐伯曰臟腑之五行即天之五行地之五行也天地人三合而生化出矣雷公曰請問三合之生化岐伯曰東方生風風〻生木〻生酸〻生肝〻生筋〻生心在天為風在地為木在體為筋在氣為柔在臟為肝其性為暄其德為和其用為動其色為蒼其化為

榮其虫毛其政為散其令宣發其變摧拉其眚隕落其味為酸其志為怒々傷肝悲勝怒風傷肝燥勝風酸傷筋辛勝酸此天地之合人肝也南方生熱々生火々生苦々生心々生血々生脾在天為熱在地為火在體為脉在氣為炎在臟為心其性為暑其德為顯其用為躁其色為赤其化為茂其虫羽其政為明其令鬱蒸其變炎爍其眚燔焫其味為苦其志為喜々傷心恐勝喜熱傷氣寒勝熱苦傷氣鹹勝苦此天地之合人心也中央生濕々生土々生甘々生脾々生肉々生肺在天為濕

在地為土在體為肉在氣為充在臟為脾其性靜堅其德為濡其用為化其色為黃其化為盈其蟲倮其政為謐其令雲雨其變動注其眚淫潰其味為甘其志為思思傷脾怒勝思濕傷肉風勝濕甘傷脾酸勝甘此天地之合人脾也西方生燥燥生金金生辛辛生肺肺生皮毛在天為燥在地為金在體為皮毛在氣為成在臟為肺其性為涼其德為清其用為固其色為白其化為斂其蟲介其政為勁其令霧露其變肅殺其眚蒼落其味為辛其志為憂憂傷肺喜勝憂熱傷皮毛寒勝熱辛傷

皮毛苦勝辛此天地之合人肺也北方生寒寒生水水生鹹鹹生腎腎生骨髓髓生肝在天為寒在地為水在體為骨在氣為堅在臟為腎其性為凜其德為寒其用為藏其色為黑其化為肅其虫鱗其政為靜其令為寒其变凝冽其青冰雹其味為鹹其志為恐恐傷腎思勝恐寒傷血燥勝寒鹹傷血甘勝鹹此天地之合人腎也五臟合金木水火土斯化生之所以出也天地不外五行安得不合哉雷公曰五行止五不應與六氣合也岐伯曰六氣即五行也雷公曰五行五而六氣六何以相

合乎岐伯曰使五行止五則五行不奇矣五行得六氣則五行之變化無窮余所以援六氣之論而臾區乃肆言之也雷公曰六氣之中各配五行獨火有二此又何故岐伯曰火有君相之分耳人身火多于水五臟之中無臟非火也是以天地之火亦多于金木水土也正顯天地之合于人耳雷公曰大哉言乎釋蒙解惑非天師之謂歟請載登六氣之篇

陳士鐸曰五行不外五臟五臟即六氣之論也因五行止有五惟火為二故六氣合二火而論之其實合

五臟而言之也

四時六氣異同篇 七卷

天老問曰：五臟合五時，六經應六氣，然診要經絡篇以六氣應五臟而終于六經，四時刺逆從論以六經應四時而終于五臟，診要篇以經脉之生于五臟而外合于六經，四時刺逆從論以經脉本于六氣而外連于五臟，何也？岐伯曰：人身之脉氣上通天，下合地，未可一言盡也，故彼此錯言之耳。天老曰：章句同而意旨異，不善讀之，吾恐執而不通也。岐伯曰：醫統天地人以立論，不知天，何知地？不知地，何知人？脉氣循于皮肉筋骨之間，內合五行外合六氣安得一言而盡乎不得不分之以歸于一也天老曰請問歸一之旨岐伯曰五時之合五臟也即六氣之合五臟也六氣之應六經也即五時之應六經也知其同何難知異哉天老曰善

陳士鐸曰何嘗異何必求同何嘗同不妨言異人惟善求之可耳

司天在泉分合篇

天老問曰：司天在泉二氣相合主歲，何分？岐伯曰：歲半以上天氣主之，歲半以下地氣主之。天老曰：司天之氣主上半歲乎？在泉之氣主下半歲乎？岐伯曰：然。天老曰：司天之氣何以主上半歲也？岐伯曰：春夏者天之陰陽也，陽生陰長，天之氣也，故上半歲主之。天老曰：在泉之氣何以主下歲也？岐伯曰：秋冬者地之陰陽也，陰殺陽藏，地之氣也，故下半歲主之。天老曰：一歲之中天地之氣截然分乎？岐伯曰：天地之氣無日不交，司天之氣始于地之左在泉之氣本乎天之右一歲之中互相感召雖分而實不分也天老曰然則司天在泉何必分之乎岐伯曰不分言之則陰陽不明奚以得陰中有陽陽中有陰之義乎司天之氣始于地而終于天在泉之氣始于天而終于地天地升降環轉不息實有如此所以可合而亦可分之也天老曰司天之氣何以始于地在泉之氣何以始于天乎岐伯曰司天之氣始于地之左地中有天也在泉之氣始于天之右天中有地也天老曰善

陳士鐸曰司天在泉合天地以論之總是善言天地者

從化篇

天老問曰：燥從熱發，風從燥起，埃從風生，雨從濕注，熱從寒來，其故何歟？岐伯曰：五行各有勝，亦各有制也。制之太過，則受制者應之，反從其化也。所以熱之極者，燥必隨之，此金之從火也；燥之極者，風必隨之，此木之從金也；風之極者，塵霾隨之，此土之從木也；濕蒸之極者，霖雨隨之，此水之從土也；陰寒之極者，雷電隨之，此火之從水也。乃承制相從之理，何足異乎？天老曰：何道而使之不從乎？岐伯曰：從火者潤其金乎，從金者抒其木乎從木者培其土乎從土者導其水乎從水者助其火乎毋不足毋有餘得其平而不從矣天老曰潤其金而金仍從火抒其木而木仍從金培其土而土仍從木導其水而水仍從土助其火而火仍從水柰何岐伯曰此陰陽之已变水火之已漓非藥石針灸之可療也

陳士鐸曰言淺而論深

冬夏火熱篇

胡孔甲問于岐伯曰冬令嚴冷凛冽之氣逼人肌膚人宜畏寒反生熱症何也岐伯曰外寒則内益熱也胡孔甲曰外寒内熱人宜同病何故獨熱岐伯曰腎中水虚不能制火因外寒相激而火發也人生無臟非火無腑非火也無不藉腎水相養腎水盛則火藏腎水涸則火動内無水養則内熱已極又得外寒束之則火之鬱氣一發多不可救胡孔甲曰火必有所助而後盛火發于外、無火助宜火之少衰乃熱病發于夏轉輕發于冬反重何也岐伯曰此正顯火鬱之氣也暑日氣散而火難居冬日氣藏而火難泄難泄而泄之則鬱怒之氣所以難犯而轉重也胡孔甲曰可以治夏者治冬乎岐伯曰辨其火熱之真假耳毋論冬夏也胡孔甲曰善

陳士鐸曰治鬱無他治之法人亦治鬱而已矣

暑火二氣篇

祝融問于岐伯曰暑與火皆熱症也何六氣分為二乎岐伯曰暑病成于夏火病四時皆有故分為二也祝融問曰火病雖四時有之然多成于夏熱蘊于夏而發于四時宜暑包之矣岐伯曰火不止成于夏四時可成也火宜藏不宜發火發于夏日者火以引火也其在四時雖無火之可發而火蘊結于臟腑之中每能自發其酷烈之勢較外火引之者更橫安可談暑而不談火乎祝融曰火不可發也發則多不可救與暑熱之相犯有異

乎岐伯曰暑與火熱同而實異也惟其不同故夏日之火不可與春秋冬之火共論惟其各異即夏日之暑不可與夏日之火並舉也蓋火病乃臟腑自生之熱非夏令暑熱所成之火故火症生于夏仍是火症不可謂火是暑々即是火也祝融曰暑火非一也分二氣宜矣

陳士鐸曰暑與火不可並論獨土至理

陰陽上下篇

常伯問于岐伯曰陽在上陰在下陽氣亦下行乎岐伯曰陰陽之氣上下相同陽之氣未嘗不行于下也常伯曰寒厥到膝不到巔頭痛到巔不到膝非陰氣在下陽氣在上之明驗乎岐伯曰陰氣生于陽〻氣生于陰盖上下相通無彼此之離也陽氣從陰出于經脉之外陰氣從陽入于經脉之中始得氣血貫通而五臟七腑無不周遍也寒厥到膝陽不能達也非陽氣專在上而不在下也頭痛到巔陰不能降也非陰氣專在下而不在

上也天地不外陰陽天地之陰陽不交則寒暑往来收藏生長咸無準實人何獨異哉

陳士鐸曰陽宜達陰宜降也二者相反則達者不達降者不降矣論理陽之達有降之勢陰之降有達之機總貫陰陽之不可反也

營衛交重篇

雷公問曰陽氣出于衛氣陰氣出于營氣陰主死陽主生陽氣重于陰氣宜衛氣重于營氣矣岐伯曰營衛交重也雷公曰請問交重之旨岐伯曰宗氣積于上焦營氣出于中焦衛氣出于下焦蓋有天有陽氣有陰氣人稟天地之二氣亦有陰陽衛氣即陽也由下焦至中焦以升于上焦從陰出陽也營氣即陰也由中焦至上焦以降于下焦從陽入陰也二氣並重交相上下交相出入交相升降而後能生氣于無窮也雷公曰陰陽不可

雖子既已知之矣，但陰氣難升者謂何？岐伯曰：陰氣精專，必隨宗氣以同行于經隧之中，始于手太陰肺經太淵穴，而行于手陽明大腸經、足陽明胃經、足太陰脾經、手少陰心經、手太陽小腸經、足太陽膀胱經、足少陰腎經、手厥陰心包經、手少陽三焦經、足少陽胆經、足厥陰肝經，而又始于手太陰肺經。盖陰在內不在外，陰主守內，不主衛外，紆折而若難升，實無晷之不升也。故營衛二氣，人身並重，未可重衛輕營也。雷公曰：善。

陳士鐸曰：營衛原並重也。世重衛而輕營者，不知營

衛也

五臟互根篇

雷公問于岐伯曰陽中有陰〻中有陽余既知之矣然論陰陽之變遷也未知陰中有陽〻中有陰亦有定位乎岐伯曰陰陽互相根也原無定位然求其位亦有定也肺開竅于鼻心開竅于舌脾開竅于口肝開竅于目腎開竅于耳厥陰與督脉會于巔此陽中有陰〻居陽位也肝與胆為表裡心與小腸為表裡腎與膀胱為表裡脾與胃為表裡肺與大腸為表裡包絡與三焦為表裡此陰中有陽〻居陰位也雷公曰請言互根之位岐

伯曰耳屬腎而聽聲〻屬金是耳中有肺之陰也鼻屬肺而聞臭〻屬火是鼻中有心之陰也舌屬心而知肺味〻屬土是舌中有脾之陰也目有五輪通貫五臟腦屬腎各會諸体是耳與腦有五臟之陰也大腸俞在脊十六椎旁胃俞在脊十二椎旁小腸俞在背第十八椎膽俞在脊十椎旁膀胱俞在中膂第二十椎三焦俞在腎俞之上脊第十三椎之旁包絡無俞寄于膈俞在上七椎之旁是七腑陽中有陰之位也惟各有位故其根生〻不息也否則虗器耳何根之有哉雷公曰善

陳士鐸曰陰中有陽〻中有陰無位而有位者以陰陽之有根也

八風固本篇

雷公問于岐伯曰八風出于天乎出于地乎抑出于人乎岐伯曰八風出于天地人身之五風合而成病人無五風天地之風不能犯也雷公曰請問八風之分天地也岐伯曰八風者春夏秋冬東西南北之風也春夏秋冬之風時令之風也屬于天東西南北之風方隅之風也屬于地然而地得天之氣風乃長天得地之氣風乃大是八風屬于天地可分而不可分也雷公曰人之五風何以合天地乎岐伯曰五風者心肝脾肺腎之風也五

臟虛而風生矣，以內風召外風，天地之風始翕然相合。五臟不虛，內既無風，外風何能入乎？雷公曰：風既入矣，祛外風乎？抑消內風乎？岐伯曰：風由內召，不治內將何治乎？雷公曰：治內風而外風不散，柰何？岐伯曰：內風不治，外風益入，安得散乎？治臟固其本，治風衛其標，善治八風者也。雷公曰：何言之善乎！請誌之，傳示來者。

陳士鐸曰：小風之來，皆外感也。外感因于內招，故單治內不可也，單治外亦不可也。要在分之中宜合，合之中宜分也。

八風命名篇八卷

少俞問岐伯曰八風分春夏秋冬東西南北乎岐伯曰然少俞曰東西南北不止四風合之四時則八風不足以概之也岐伯曰風不止八而八風實足概之少俞曰何謂也岐伯曰風從東方来得春氣也風從東南来得春氣而兼夏氣矣風從南方来得夏氣也風從西南来得夏氣而兼秋氣矣風從西方来得秋氣也風從西北来得秋氣而兼冬氣矣風從北方来得冬氣也風從東北来得冬氣而兼春氣矣此方隅時令合而成八也少

俞曰八風有名乎岐伯曰東風名和風也東南風名薰風也南風名熱風也西南風名温風也西風名商風也西北風名凉風也北風名寒風也東北風名陰風也又方隅時令合而名之也少俞曰其應病何如乎岐伯曰和風傷在肝也外病在筋薰風傷在胃也外病在肌熱風傷在心也外病在脉温風傷在脾也外病在腹商風傷在肺也外病在皮凉風傷在膀胱也外病在營衛寒風傷在腎也外病在骨陰風傷在大腸也外病在胸脇北方隅時令與臟腑相合而相感也然而臟腑内虚八

風因得而中之邪之所湊其氣必虛非空言也少俞曰人有臟腑不虛而八風中之者又是何謂岐伯曰此暴風猝中不治而自愈也

陳士鐸曰八風之來皆外感也外感因于內召故治內而外邪自散若外自病者不必治之

太乙篇

風后問于岐伯曰八風可以占疾病之吉凶乎岐伯曰天人一理也可預占以斷之風后曰占之不驗何也岐伯曰有驗有不驗者人事之不同耳天未嘗不可占也風后曰請悉言之岐伯曰八風休咎無日無時不可占也如風從東方来寅卯辰時則順否則逆矣逆則病風從北方来申酉戌時則順否則逆矣逆則病風從南方来巳午未時則順否則逆矣逆則病風從北方来亥子丑時則順否則逆矣逆則病風后曰予聞古之占風也

多以太乙之日為主天師曰無日無時不可占也恐不可為訓乎岐伯曰占風以太乙日決病所以驗不驗也風后曰舍太乙以占吉凶恐不驗更多耳岐伯曰公何以信太乙之深也風后曰太乙移日天必應之風雨風雨和則民安而病少風雨暴則民勞而病多太乙在冬至日有變占在君太乙在春分日有變占在相太乙在中宮日有變占在相吏太乙在秋分日有變占在將太乙在夏至日有變占在民所謂有變者太乙居五宮之日得非常之風也各以其所主占之生吉尅凶多不爽

也岐伯曰請言風雨之暴風后曰暴風南方来其傷人也内舍于心外在脉其氣主熱暴風西南方来其傷人也内舍于脾外在肌其氣主弱暴風西方来其傷人也内舍于肺外在皮膚其氣主燥暴風西北方来其傷人也内舍于小腸外在手太陽脉〻絶則溢脉閉則結不通善暴死其氣主清暴風從北方来其傷人也内舍于腎外在骨與肩背之膂筋其氣主寒暴風東北方来其傷人也内舍于大腸外在兩脇腋骨下及肢節其氣主温暴風東方来其傷人也内舍于肝外在筋紐其氣主湿

暴風東南方来其傷人也内舍于胃外在肌肉其氣主重着言風而雨概之矣岐伯曰人見風輒病者豈皆太乙之移日乎執太乙以占風執八風以治病是泥于論風也夫百病皆始于風人之氣血虚餒風乘虚輒入矣何待太乙居宫哉

陳士鐸曰人病全不在太乙説得澹而有味

親陽親陰篇

風后問于岐伯曰風與寒異乎岐伯曰異也曰何異乎岐伯曰風者八風也寒者寒氣也雖風未有不寒者要之風各異也風后曰風與寒有異入人臟腑亦有異乎岐伯曰風入風府寒不入風府也風后曰其義何居岐伯曰風陽邪寒陰邪陽邪主降陰邪主升主降者由風府之穴而入自上而下也主升者不由風府由臍之穴而入自下而上也風后曰陰邪不從風府入從何穴而入乎岐伯曰風府之穴陽經之穴也臍之穴陰經之穴

也陽邪從陽而入故風入風門也陰邪從陰而入故寒入臍也陽親陽陰親陰此天地自然之道也風后曰風穴招風寒穴招寒風門風穴也宜風之入矣臍非寒穴也何寒從臍入乎岐伯曰臍非寒穴通于命門命門火旺則寒不能入命門火衰則腹內陰寒臍有不寒者乎陰寒之邪遂乘虛寒之隙奪臍而入矣奚論寒穴哉風后曰善

陳士鐸曰陽邪入風府陰邪入臍各有道路也

異傳篇

雷公問曰各臟腑之病皆有死期有一日即死者有二三日死者有四五日死者有五六日至十餘日死者可晰言之乎岐伯曰病有傳經不傳經之異故死有先後也雷公曰請問傳經岐伯曰邪自外来内入臟腑必傳經也雷公曰請問不傳經岐伯曰正氣虛自病則不傳經也雷公曰移寒移熱即傳經之謂乎岐伯曰移即傳之義然移緩傳急雷公曰何謂乎岐伯曰移者臟腑自移傳者邪不欲在此腑而傳之彼臟也故移之勢緩而

亡傳之勢急而暴其能殺人則一也雷公曰其傳經殺人若何岐伯曰邪入于心一日死邪入于肺三日傳于肝四日傳于脾五日傳于胃十日死邪入于肝三日傳于脾五日傳于胃十日傳于腎又三日邪散而愈否則死邪入于脾一日傳于胃二日傳于腎三日傳于膀胱十四日邪散而愈否則死邪入于胃五日傳于腎八日傳于膀胱又五日傳于小腸又二日傳于心則死邪入于腎三日傳于膀胱又三日傳于小腸又三日傳于心則死邪入于膀胱五日傳于腎又一日傳于小腸又一

日傳于心則死邪入于胆五日傳于肺又五日傳于腎又五日傳于心則死邪入于三焦一日傳于肝三日傳于心則死邪入于胞絡一日傳于胃二日傳于胆三日傳于脾四日傳于腎五日傳于肝不愈則再傳再傳不愈則死邪入于小腸一日傳于膀胱二日傳于腎三日傳于包絡四日傳于胃五日傳于脾六日傳于肺七日傳于肝八日傳于胆九日傳于三焦十日傳于大腸十一日復傳于腎如此再傳不已則死邪入于大腸一日傳于小腸二日傳于三焦三日傳于肺四日傳于脾五

日傳于肝六日傳于腎七日傳于心則死不傳心仍傳小腸則生也邪入于胆往往不傳故無死期可定然邪入于胆往往如見鬼神有三四日即死者此熱極自焚也雷公曰善

陳士鐸曰移緩傳急確有死期可定最說得妙

傷寒知變篇

雷公問曰傷寒一日巨陽受之何以頭項痛腰脊强也岐伯曰巨陽者足太陽也其脉起于目内眥上額交巔入絡腦還出别下項循肩髆内挾脊抵腰中寒邪必先入于足太陽之經邪入足太陽則太陽之經脉不通為寒邪所據故頭項痛腰脊强也雷公曰二日陽明受之宜身熱目疼鼻乾不得卧矣而頭項痛腰脊强又何故歟岐伯曰此巨陽之餘邪未散也雷公曰太陽之邪未散宜不入陽明矣岐伯曰二日則陽明受之矣因邪留

恐太陽未全入陽明故頭項尚痛腰脊尚强非二日陽明之邪全不受也雷公曰三日少陽受之宜胸脇痛耳聾矣邪宜出陽明矣既不入少陽而頭項腰脊之痛與强仍未除者又何故歟岐伯曰此邪不欲傳少陽轉回于太陽也雷公曰邪傳少陽矣宜傳入于三陰之經何以三日之後太陽之症仍未除也岐伯曰陽經善變且太陽之邪與各經之邪不同各經之邪循經而入太陽之邪出入自如有入有不盡入也惟不盡入故雖六七日而其症未除耳甚至七日之後猶然頭項痛腰脊强

此太陽之邪乃原留之邪非從厥陰復出而傳之足太陽也雷公曰四日太陰受之腹滿嗌乾五日少陰受之口乾舌燥六日厥陰受之煩滿囊縮亦有不盡驗者何也岐伯曰陰經不變不變而變者邪過盛也雷公曰然則三陽三陰之經皆善變也變則不可以日數拘矣岐伯曰日數者言其常也公問者言其變也變而不失其常則變則可生否則死矣雷公曰兩感于寒者變乎岐伯曰兩感者越經之傳也非變也

陳士鐸曰傷寒之文世人不知讀此論人能悟否無

余治傷寒者不能悟也

傷寒同異篇

雷公問于岐伯曰傷寒之病多矣可悉言之乎岐伯曰傷寒有六非冬傷于寒者舉不得謂傷寒也雷公曰請言其異岐伯曰有中風有中暑有中熱有中寒有中湿有中疫其病皆與傷寒異傷寒者冬月感寒邪入營衛由腑而傳于臟也雷公曰暑熱之症感于夏不感于三時似非傷寒矣風寒湿疫多感于冬日也何以非傷寒乎岐伯曰百病皆起于風四時之風每直中于臟腑非若傳經之寒由淺而深入也寒之中人自在嚴寒不由

營衛直入臟腑是不從皮膚漸進非傳經之傷寒也水王于冬而冬日之温反不深入以冬令收藏也他時則易感矣疫來無方四時均能中疫而冬疫常少二症俱不傳經皆非傷寒也雷公曰寒熱之不同也何熱病亦謂之傷寒乎岐伯曰寒感于冬則寒必變熱熱變于冬則熱即為寒故三時之熱病不可謂寒冬日之熱病不可謂熱是以三時之熱病不傳經冬日之熱病必傳經也雷公曰熱病傳經乃傷寒之類也非正傷寒也何天師著素問有熱病傳經之文而傷寒反無之何也岐伯

曰類宜辯而正不必辯也知類即知正矣雷公曰善

陳士鐸曰傳寒必傳經斷在嚴寒之時非冬日傷寒舉不可謂傷寒也辯得明説得出

風寒殊異篇

風后問于岐伯曰冬傷于寒與春傷于寒有異乎岐伯曰春傷于寒者風也非寒也風后曰風即寒也何異乎岐伯曰冬日之風則寒春日之風則溫寒傷深溫傷淺傷深者入少陽而傳裡傷淺者入少陽而出表故異也風后曰傳經乎岐伯曰傷冬日之風則傳傷春日之風則不傳也風后曰其不傳何也岐伯曰傷淺者傷在皮毛也皮毛屬肺故肺受之不若傷深者入于營衛也風后曰春傷于風頭痛鼻塞身亦發熱與冬傷于寒者何

無異也岐伯曰風入于肺鼻為之不利以鼻主肺也肺既受邪肺氣不宣失清肅之令必移邪而入于太陽矣膀胱畏邪堅閉其經水道失行水不下泄火乃炎上頭郎痛矣夫頭乃陽之首也既為邪火所據則一身之真氣皆與邪爭而身乃熱矣風后曰肺為胃之子肺受邪宜胃來援何以邪入肺而惡熱口渴之症生豈生肺者轉來刑肺乎岐伯曰胃為肺之母見肺子之寒必以熱救之夫胃之熱心火生之也胃得心火之生則胃土過旺然助胃必剋肺矣火能刑金故因益而反損也風后

曰嘔吐者何也岐伯曰此風傷于太陰也風在地中土必震動水泉上溢則嘔吐矣散風而土自安也風后曰風邪入太陽頭痛何以有痛不痛之殊也岐伯曰肺不移風于太陽則不痛耳風后曰風不入于太陽頭即不痛乎岐伯曰肺通于鼻鼻通于腦風入于肺自能引風入腦而作頭痛肺氣旺則風入于肺而不上走于腦故不痛也風后曰春傷于風徃來寒熱熱結于裡何也岐伯曰冬寒入于太陽久則變寒春風入于太陽久則變熱寒則動傳于臟熱則靜結于腑寒在臟則陰與陽戰

而發熱〻在腑則陽與陰戰而發寒隨臟腑之衰旺分寒熱之往来也風后曰傷風自汗何也岐伯曰傷寒之邪寒邪也傷風之邪風邪也寒邪入胃〻惡寒而變熱風邪入胃〻喜風而變温〻則不大熱也得風以揚之火必外泄故汗出矣風后曰春傷于風下血譫語一似冬傷于寒之病何也岐伯曰此熱入血室非狂也傷于寒者熱自入于血室之中其熱重傷于風者風祛熱入于血室之内其熱輕也風后曰譫語而潮熱者何也岐伯曰其脉必滑者也風后曰何也岐伯曰風邪入胃〻

中無痰則發大熱而譫語之聲高胃中有痰則發潮熱而譫語之聲低潮熱發譫語此痰也滑者痰之應也風后曰春傷于風發厥心下悸何也岐伯曰傷于寒者邪下行傷于風者邪上冲也寒乃陰邪陰則走下風乃陽邪陽則升上治寒邪先定厥後定悸治風邪先定悸後定厥不可悞也風后曰傷于風而發熱如見鬼者非狂乎岐伯曰狂乃實邪此乃虗邪也實邪從太陽来也邪熾而難遏虗邪從少陰来也邪旺而將衰實邪火逼心君而外出神不守于心也虗邪火引肝魂而外遊魄不

守于肺也風后曰何論之神乎吾無測師矣

陳士鐸曰風與寒殊故論亦殊人當細觀之

陰寒格陽篇

盤盂問于岐伯曰大小便閉結不通飲食輒吐面赭唇焦飲水亦嘔脉又沉伏此何症也岐伯曰腎虚寒盛陰格陽也盤盂曰陰何以格陽乎岐伯曰腎少陰經也惡寒喜温腎寒則陽無所附升而不降矣盤盂曰其故何也岐伯曰腎中有水火存焉火藏水中水生火内兩相根而兩相制也邪入則水火相離而病生矣盤盂曰何邪而使之離乎岐伯曰寒熱之邪皆能離之而寒邪為甚寒感之輕則腎中之虚陽上浮不至格拒之至也寒

邪太盛拒絶過堅陽杜陰而力衰陰格陽而氣旺陽不敢居于下焦沖逆于上焦矣上焦沖逆水穀入喉安能下入于胃乎盤盂曰何以治之岐伯曰以熱治之盤盂曰陽宜陰折熱宜寒折今陽在上而作熱不用寒反用熱不治陰反治陽豈别有義乎岐伯曰上熱者下逼之使熱也陽升者陰祛之使升也故上熱者下正寒也以陰寒折之轉害之矣故不若以陽熱之品順其性而從治之則陽回而陰且交散也盤盂曰善

陳士鐸曰陰勝必須陽折陽勝必須陰折皆從治之

法也

春温似疫篇

風后問于岐伯曰春日之疫非感風邪成之乎岐伯曰疫非獨風也春日之疫非風而何風后曰然則春温即春疫乎岐伯曰春疫非春温也春温有方而春疫無方也風后曰春疫無方何其疾之一似春温也岐伯曰春温有方而時氣亂之則有方者變而無方故與疫氣正相同也風后曰同中有異乎岐伯曰疫氣熱中藏殺時氣熱中藏生風后曰熱中藏生何多死亡乎岐伯曰時氣者不正之氣也臟腑聞正氣而陰陽和聞邪氣而陰

陽亂不正之氣即邪氣也故聞之而輒病轉相傳染也風后曰聞邪氣而不病者又何故歟岐伯曰臟腑自和邪不得而亂之也春溫傳染亦臟腑之虛也風后曰臟腑實而邪遠臟腑空而邪中不洵然乎

陳士鐸曰溫似疫症不可謂溫即是疫辯得明爽

補瀉陰陽篇 九卷

雷公問于岐伯曰人身陰陽分于氣血內經詳之矣請問其餘岐伯曰氣血之要在氣血有餘不足而已氣有餘則陽旺陰消血不足則陰旺陽消雷公曰治之柰何岐伯曰陽旺陰消者當補其血陰旺陽消者當補其氣陽旺陰消者宜瀉其氣陰旺陽消者宜瀉其血無不足無有餘則陰陽平矣雷公曰補血則陰旺陽消不必再瀉其氣補氣則陽旺陰消不必重瀉其血也岐伯曰補血以生陰者言其常補陰也瀉氣以益陰者言其暫瀉

陽也補氣以助陽者言其常補陽也瀉血以救陽者言其暫瀉陰也故新病可瀉久病不可輕瀉也久病宜補新病不可純補也雷公曰治血必當理氣乎岐伯曰治氣亦宜理血也氣無形血有形無形生有形者變也有形生無形者常也雷公曰何謂也岐伯曰變治急常治緩勢急不可緩亟補氣以生血勢緩不可急徐補血以生氣雷公曰其故何也岐伯曰氣血兩相生長非氣能生血血不能生氣也第氣生血者其效速血生氣者其功遲宜急而亟者治失血之驟也宜緩而徐者治失血

之後也氣生血則血得氣而安無憂其沸騰也血生氣則氣得血而潤無虞其乾燥也苟血失補血則氣且脫矣血安補氣則血反動矣雷公曰善

陳士鐸曰氣血俱可補也當於補中尋其原不可一味呆補為妙

善養篇

雷公問于岐伯曰春三月謂之發陳夏三月謂之蕃秀秋三月謂之容平冬三月謂之閉藏天師詳載四氣調神大論中然調四時則病不生不調四時則病必作所謂調四時者調陰陽之時令乎抑調人身陰陽之氣乎願晰言之岐伯曰明乎哉問也調陰陽之氣在人不在時也春三月調木氣也調木氣者順肝氣也夏三月調火氣也調火氣者順心氣也秋三月調金氣也調金氣者順肺氣也冬三月調水氣也調水氣者順腎氣也肝

氣不順逆春氣矣少陽之病應之心氣不順逆夏氣矣太陽之病應之肺氣不順逆秋氣矣太陰之病應之腎氣不順逆冬氣矣少陰之病應之四時之氣可不調乎調之實難以陰陽之氣不易調也故人多病耳雷公曰人既病矣何法療之岐伯曰人以胃氣為本四時失調致生疾病仍調其胃氣而已胃調脾自調矣脾調而肝心肺腎無不順矣雷公曰先時以養陰陽又何可不講乎岐伯曰陽根于陰〻根于陽養陽則取之陰也養陰則取之陽也以陽養陰以陰養陽貴養之于豫也何邪

能干乎閉目塞兌內觀心腎養陽則漱津送入心也養陰則漱津送入腎也無他異法也雷公曰善天老問曰陰陽不違背而人無病養陽養陰之法止調心腎乎岐伯曰內經一書皆養陽養陰之法也天老曰陰陽之變遷不常養陰養陽之法又烏可執哉岐伯曰公言何善乎奇恒之病必用奇恒之法療之豫調心腎養陰陽于無病時也然而病急不可緩病緩不可急亦視病如何耳故不宜汗而不汗所以養陽也宜汗而急汗之亦所以養陽也不宜下而不下所以養陰也宜下而大下之

亦所以養陰也豈養陽養陰專尚補而不尚攻乎用攻于補之中正善于攻也用補于攻之内正善于補也攻補兼施養陽而不損于陰養陰而不損于陽庶幾善于養陰陽者乎天老曰善

陳士鐸曰善養一篇俱非泛然之論不可輕用攻補也

亡陽亡陰篇

鳥師問岐伯曰人汗出不已皆亡陽也岐伯曰汗出不已非盡亡陽也鳥師曰汗症未有非熱也熱病即陽病矣天師謂非陽何也岐伯曰熱極則陽氣難固故汗泄亡陽溺屬陰汗屬陽陽之外泄非亡陽而何謂非盡亡陽者以陽根于陰也陽之外泄由于陰之不守也陰守其職則陽根于陰陽不能外泄也陰失其職則陰欲自顧不能又何能攝陽氣之散亡乎故陽亡本于陰之先亡也鳥師曰陰亡則陰且先脫何待陽亡而死乎岐伯

曰陰陽相根無寸晷之離也陰亡而陽隨之即亡故陽亡即陰亡也何分先後乎鳥師曰陰陽同亡宜陰陽之共救矣乃救陽則汗收而可生救陰則汗止而難活又何故乎岐伯曰陰生陽則緩陽生陰則速救陰而陽之絶不能遽回救陽而陰之絶可以驟復故救陰不若救陽也雖然陰陽何可離也救陽之中附以救陰之法則陽回而陰亦自復也鳥師曰陰陽之亡非旦夕之故也曷不于未亡之前先治之岐天師曰大哉言乎亡陰亡陽之症皆腎中水火之虛也陽虛補火以生水陰虛補

水以制火可免兩亡矣鳥師曰善

陳士鐸曰陰陽之亡由于陰陽之兩不可守也陽攝

於陰陰攝於陽本于水火之虛虛則亡又何疑哉

晝夜輕重篇

雷公問于岐伯曰晝夜可辨病之輕重乎岐伯曰病有重輕宜從晝夜辨之雷公曰辨之維何岐伯曰陽病晝重陰病晝輕陽病夜輕陰病夜重雷公曰何謂也岐伯曰晝重夜輕陽氣旺于晝衰于夜也晝輕夜重陰氣旺于夜衰于晝也雷公曰陽病晝輕陰病夜輕何故乎岐伯曰此陰陽之氣虛也雷公曰請顯言之岐伯曰陽病晝重夜輕此陽氣與病氣交旺陽氣未衰也正與邪鬬尚有力也故晝反重耳夜則陽衰矣陽衰不與邪鬬邪

亦不與正鬬故夜反輕耳陰病晝輕夜重此陰氣與病氣交旺陰氣未衰也正與邪爭尚有力也故夜反重耳晝則陰衰矣陰衰不敢與邪爭邪亦不與陰爭故晝反輕耳雷公曰邪既不與正相戰宜邪之退舍矣病猶不瘥何也岐伯曰重乃真重輕乃假輕假輕者視之輕而實重邪且重入矣烏可退哉且輕重無常或晝重夜亦重或晝輕夜亦輕或時重時輕此陰陽之無定晝夜之難拘也雷公曰然則何以施療乎岐伯曰晝重夜輕者助陽氣以祛邪晝輕夜重者助陰氣以祛邪皆不可專

祛其邪也晝夜俱重晝夜俱輕與時重時輕峻于補陰佐以補陽又不可泥于補陽而專于祛邪也

陳士鐸曰晝夜之間輕重自别

解陽解陰篇

奢龍問于岐伯曰陽病解于戌陰病解于寅何也岐伯曰陽病解于戌者解于陰也陰病解于寅者解于陽也然解于戌者不始于戌解于寅者不始于寅不始于戌者由寅始之也不始于寅者由亥始之也解于戌而始于寅非解于陰乃解于陽也解于寅而始于亥非解于陽乃解于陰也奢龍曰陽解于陽陰解于陰其義何也岐伯曰十二經均有氣王之時氣王則解也奢龍曰十二經之王氣可得聞乎岐伯曰少陽之氣王寅卯辰太

陽之氣王巳午未陽明之氣王申酉戌太陰之氣王亥子丑少寅之氣王子丑寅厥陰之氣王丑寅卯也奢龍曰少陰之王何與各經殊乎岐伯曰少陰者腎水也水中藏火〻者陽也子時一陽生丑時二陽生寅時三陽生陽進則陰退故陰病遇子丑寅而解者解于陽也奢龍曰少陰解于陽非解于陰矣岐伯曰天一生水子時水生即是王地故少陰遇子而漸解也奢龍曰少陽之解始于寅卯少陰厥陰之解終于寅卯又何也岐伯曰寅為生人之首卯為天地門戶始于寅卯者陽得初之

氣也終于寅卯丑陰得終之氣也奢龍曰三陽之時王各王三時三陰之時王連王三時又何也岐伯曰陽行健其道長故各王其時陰行鈍其道促故連王其時也奢龍曰陽病解于夜半陰病解于日中豈陽解于陽陰解于陰乎岐伯曰夜半以前者陰也夜半以後者陽也日中以後者陰也日中以前者陽也陽病必于陽王之時先現解之機至夜半而盡解也陰病必于陰王之時先現解之兆至日中而盡解也雖陽解于陽實陽得陰之氣也雖陰解于陰實陰得陽之氣也此陽根陰〻根

陽之義耳奢龍曰善

陳士鐸曰陽藏于陰、、藏於陽自有至義非泛說也

真假疑似篇

雷公問曰病有真假公言之矣真中之假假中之真未言也岐伯曰寒热虛實盡之雷公曰寒热若何岐伯曰寒乃假寒熱乃真热內熱之極外現假寒之象此心火之亢也火極似水治以寒則解矣熱乃假热寒乃真寒下寒之至上發假熱之形此腎火之微也水極似火治以熱則解矣雷公曰虛實若何岐伯曰虛乃真虛實乃假實清肅之令不行飲食難化上越中满此脾胃假實肺氣真虛也補虛則實消矣實乃真實虛乃假虛疎泄

之氣不通風邪相侵外發寒熱此肺氣假虛肝氣真實也治實則虛失矣雷公曰盡此乎岐伯曰未也有時實時虛時寒時熱狀真非真狀假非假此陰陽之變水火之絕也雷公曰然則何以治之岐伯曰治之早則生治之遲則死雷公曰將何法早治之岐伯曰救胃腎之氣則絕者不絕變者不變也雷公曰水火各有其假而火尤難辨奈何岐伯曰真火每現假寒假火每現真熱然辨之有法也真熱者陽症也真熱現假寒者陽症似陰也此外寒內熱耳真寒者陰症也真寒現假熱者陰症

似陽也此外熱內寒耳雷公曰外寒內熱外熱內寒水火終何以辨之岐伯曰外寒內熱者真水之虧邪氣之勝也外熱內寒者真火之虧正氣之虛也真水真火腎中水火也腎火得腎水以相資則火為真火熱為真熱腎火離腎水以相制則火為假火熱成假熱矣辨真辨假以外水試之真熱得水則解假熱得水則逆也雷公曰治法若何岐伯曰補其水則假火自解矣雷公曰假熱之症用熱劑而瘥者何也岐伯曰腎中之火喜陰水相濟亦喜陰火相引滋其水矣用火引之則假火易藏

非舍水竟用火也雷公曰請言治火之法岐伯曰補真水則真火亦解也雖然治火又不可純補水也祛熱于補水之中則假破真現矣雷公曰善

陳士鐸曰不悟真何知假不悟假何知真真假之間亦水火之分也識破水火之真假則真假何難辨哉

從逆窺源篇

應龍問曰：病有真假，症有從逆，予知之矣。但何以辨其真假也？岐伯曰：寒熱之症，氣順者多真，氣逆者多假。凡氣逆者，皆假寒假熱也。知其假，無難治真矣。應龍曰：請問氣逆者何症也？岐伯曰：真陰之虛也。應龍曰：真陰之虛，何遂成氣逆乎？岐伯曰：真陰者，腎水也。腎水之中有火存焉，火得水而伏，火失水而飛。凡氣逆之症，皆陰水不能制陰火也。應龍曰：予聞陰陽則兩相配也，未聞陰與陰而亦合也。岐伯曰：人身之火不同，有陰火陽火，陽火得陰水而制者陰陽之順也陰火得陰水而伏者陰陽之逆也應龍曰陰陽逆矣何以伏之岐伯曰此五行之顛倒也逆而伏者正順而制之也應龍曰此則龍之所不識也岐伯曰腎有兩岐水火藏其內無火而水不生無水而火不長不可離也火在水中故稱陰火其實水火自分陰陽也應龍曰陰火善逆陰水亦易逆何故岐伯曰此正顯水火之不可離也火離水而逆水離火而亦逆也應龍曰水火相離者又何故歟岐伯曰人節慾少而縱慾多過泄其精則陰水虧矣水虧則火旺水

不能制火而火逆矣應龍曰泄精損水宜火旺不宜火衰也何火有時而寒乎岐伯曰火在水中水泄而火亦泄也泄久則陰火虧矣火虧則水寒火不能生水而水逆也故治氣逆者皆以補腎為主水虧致大逆者補腎則逆氣自安火虧致水逆者補腎而逆氣亦安應龍曰不足宜補有餘宜瀉亦其常也何治腎之水火不尚瀉尚補乎岐伯曰腎中水火各臟腑之所取資也故可補不可瀉而水尤不可瀉也各臟腑有火無水皆腎水滋之一瀉水則各臟腑立槁矣氣逆之症雖有水火之分

而水虧者多也故水虧者補水而火虧者亦必補水蓋水旺則火衰水生則火長也應龍曰補水而火不衰補水而水不長又奈何岐伯曰補水以衰火者益水之藥宜重補水以長火者益水之藥宜輕也應龍曰善

陳士鐸曰人身之逆全在腎水之不足故補逆必須補水水足而逆者不逆也

移寒篇

應龍問曰腎移寒于脾〻移寒于肝〻移寒于心〻移寒于肺〻移寒于腎此五臟之移寒也脾移熱于肝〻移熱于心〻移熱于肺〻移熱于腎〻移熱于脾此五臟之移熱也五臟有寒熱之移六腑有移熱無移寒何也岐伯曰五臟之五行正也六腑之五行副也五臟受邪獨當其勝六腑受邪分受其殃且臟腑之病熱居什之八寒居什之二也寒易回陽熱難生陰故熱非一傳而可止臟傳未已又傳諸腑〻又相傳寒則淂溫而解

在臟有不再傳者臟不遍傳何至再傳于腑乎此六腑所以無移寒之證也應龍曰寒不移于腑獨不移于臟乎岐伯曰寒入于腑而傳于腑甚則傳于臟此邪之自傳也非移寒之謂也應龍曰移之義若何岐伯曰本經受寒虛不能受移之于他臟腑此邪不欲去而去之嫁其禍也應龍曰善

陳士鐸曰六腑有移熱而無移寒以寒之不移也獨說得妙非無徵之文

寒熱舒肝篇

雷公問曰病有寒熱皆成于外邪乎岐伯曰寒熱不盡由于外邪也雷公曰斯何故歟岐伯曰其故在肝〻喜疎泄不喜閉藏肝氣鬱而不宣則胆氣亦隨之而鬱胆木氣鬱何以生心火乎故心之氣亦鬱也心氣鬱則火不遂其炎上之性何以生脾胃之土乎土無火養則土為寒土無發生之氣矣肺金無土氣之生則其金不剛安有清肅之氣乎木寡于畏反尅脾胃之土〻欲發舒而不能土木相刑彼此相角作寒作熱之病成矣正未

嘗有外邪之干乃五臟之鬱氣自病徒攻其寒而熱益盛徒解其熱而寒益猛也雷公曰合五臟以治之何如

岐伯曰舒肝木之鬱諸鬱盡舒矣

陳士鐸曰五鬱發寒熱不止木鬱也而解鬱之法獨責於木以木鬱解而金土水火之鬱盡解故解五鬱惟尚解木鬱也不必逐經解之

嘉慶弍拾年　靜樂堂書